Monthly Book

Medical Rehabilitation

編集企画にあたって………

JN115617

　　　リハビリテーション医学・医療において，装具療法は不可欠な治療法の1つと言える．装具療法はリハビリテーション治療の中で脊椎，上肢，下肢の運動器疾患，脳卒中，脊髄損傷などの中枢神経疾患，様々な末梢神経疾患などで広く活用されている．我が国では治療目的で医療保険の制度により作製される治療用装具と失われた機能の代償手段として障害者総合支援法の制度で作製される更生用装具があり，この2つの制度のいずれかで作製されることが多い．本企画では「知っておくべき！治療用装具・更生用補装具の知識の整理」と題して，それぞれの分野のスペシャリストの先生にまとめていただいた．

　　頚椎装具では固定性と利便性のバランスが重要であり，この観点からそれぞれの頚椎装具の特徴について述べていただいた．腰椎装具では保存療法と腰椎手術後に用いられる装具について，それぞれの腰椎装具の長所，短所について述べていただくとともに多職種チームでの治療方針の重要性について述べていただいた．側弯症用装具では装具の適応に関する問題に加えて，着用に伴うストレスの問題点，その客観的評価法，患者・家族の心理を理解すること，多職種のメディカルスタッフでの不安や悩みに寄り添う姿勢の重要性について述べていただいた．上肢装具では脳卒中の痙縮患者に対する上肢の装具療法について，使用目的，適応，作製の工夫，ボツリヌス療法との併用などについて述べていただいた．脳卒中片麻痺患者に対する長下肢装具ではその効果について文献的検索を行い，長下肢装具を使用しない場合や短下肢装具の使用との比較で，FIMによる改善効果と長下肢装具による歩行練習の即時効果が示されたとの報告をしていただいた．膝装具では前十字靱帯再建術後の装具の有効性に関する文献的考察，変形性膝関節症に対する装具に必要とされる機能と装具の選択方法について述べていただいた．脳卒中片麻痺患者に対する短下肢装具ではその有効性に関する文献的考察，長下肢装具からの移行に対する条件，生活期における短下肢装具使用の現状とその問題点について述べていただいた．靴型装具では対象となる症状，変形とその目的，靴型装具の構造とそれぞれのパーツの効果，関節リウマチの足部変形に対する靴型装具の工夫について述べていただいた．足底挿板ではそれぞれの変形に合わせたパーツの使用方法とその機能，外反母趾用装具では除圧法，外転装具の使用，除圧用パッドの効果について述べていただいた．小児疾患に対する下肢装具では脳性麻痺と二分脊椎に対する装具の適応と選択について述べていただいた．

　　本企画を読んでいただくことで，上肢，下肢，脊椎に用いられる装具に対するその適応と効果について文献的考察を含めて学べるだけではなく，装具を作製するにあたっての多職種でのアプローチの重要性，装着する患者とその家族に対する配慮の必要性についても学ぶことができるものと自負している．

2023年8月
菊地尚久

Key Words Index

Writers File

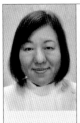

大串　幹
（おおぐし みき）

1986 年	佐賀医科大学卒業 熊本大学医学部附属病院整形外科入局
1993 年	同病院理学療法部，医員
2001 年	同病院，文部教官助手
2007 年	同病院リハビリテーション部，助教
2014 年	同病院脳卒中急性冠症候群医療連携寄附講座，特任准教授
2016 年	兵庫県立リハビリテーション中央病院リハビリテーション科，部長
2023 年	同病院，院長

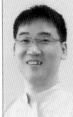

小谷俊明
（こたに としあき）

1994 年	千葉大学医学部卒業 同肺外科入局　関連病院にて研修
1997 年	同大学整形外科入局 関連病院にて研修
2000 年	同大学大学院入学
2004 年	同大学大学院修了 聖隷佐倉市民病院勤務
2021 年	同病院，副院長

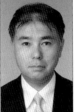

橋本光宏
（はしもと みつひろ）

1995 年	千葉大学医学部卒業 同大学整形外科入局 同大学医学部附属病院および関連病院での研修
2001 年	同大学医学部附属病院整形外科
2002 年	同大学医学部附属病院リハビリテーション部，医員
2004 年	沼津市立病院整形外科
2007 年	米国 West Virginia University 留学
2009 年	千葉大学医学部附属病院整形外科
2011 年	千葉労災病院整形外科
2022 年	同，部長

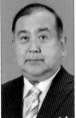

川手信行
（かわて のぶゆき）

1989 年	昭和大学医学部卒業 同大学リハビリテーション科入局
1994 年	同大学リハビリテーション科，助手
1998 年	同大学医学部リハビリテーション医学，講師
2002 年	同大学保健医療学部理学療法学科，准教授
2004 年	同大学医学部リハビリテーション医学講座，准教授
2018 年	同大学医学部リハビリテーション医学講座，主任教授 同大学藤が丘リハビリテーション病院リハビリテーション科，診療科長

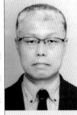

昆　恵介
（こん けいすけ）

1997 年	早稲田医療専門学校卒業
1997 年	有限会社藤塚製作所入社（義肢装具士）
2003 年	東京理科大学工学部卒業（工学士）
2007 年	北海道工業大学工学部，助教
2010 年	人間総合科学大学大学院修士課程修了（心身健康科学修士）
2012 年	北海道工業大学医療工学部，講師
2013 年	国際医療福祉大学大学院博士課程修了（保健医療学博士）
2014 年	北海道科学大学保健医療学部，准教授
2018 年	同，教授

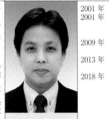

古矢丈雄
（ふるや たけお）

2001 年	新潟大学医学部卒業
2001 年	千葉大学医学部整形外科入局 以後関連病院にて研修
2009 年	同大学大学院医学薬学府博士課程修了
2013 年	同大学医学部附属病院整形外科，助教
2018 年	同，講師

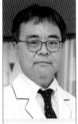

菊地尚久
（きくち なおひさ）

1990 年	金沢大学医学部医学科卒業
1992 年	米国カリフォルニア大学サービス校医学部リハビリテーション研究施設留学
1996 年	金沢大学大学院修了，医学博士取得
1999 年	横浜市立大学医学部附属病院リハビリテーション科，助手
2001 年	同大学医学部附属病院リハビリテーション科，学内講師
2004 年	米国バージニアコモンウェルス大学リハビリテーション科研修
2006 年	横浜市立大学附属病院リハビリテーション科，准教授
2014 年	同大学附属市民総合医療センター・リハビリテーション部，部長
2017 年	千葉県千葉リハビリテーションセンター，副センター長
2018 年	千葉大学医学部，臨床教授
2020 年	千葉県千葉リハビリテーションセンター，センター長

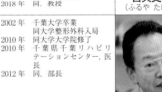

鶴岡弘章
（つるおか ひろあき）

2002 年	千葉大学卒業 同大学整形外科入局
2010 年	同大学大学院修了
2010 年	千葉県千葉リハビリテーションセンター，医長
2012 年	同，部長

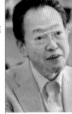

村山　稔
（むらやま みのる）

2004 年	早稲田医療技術専門学校義肢装具学科卒業
2004 年	株式会社メディックス（義肢装具製作所）
2004 年	早稲田医療技術専門学校，非常勤講師
2008 年	輝生会船橋市立リハビリテーション病院
2017 年	国際医療福祉大学大学院医療福祉学研究科修士課程修了
2020 年	国際医療福祉大学大学院医療福祉学研究科博士課程修了
2021 年	新潟医療福祉大学リハビリテーション学部，講師

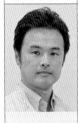

木村青児
（きむら せいじ）

2010 年	千葉大学医学部卒業
2012 年	同大学整形外科学入局
2015 年	同大学病院整形外科，医員
2019 年	同大学大学院修了
2020 年	同大学整形外科学，特任助教

Contents

知っておくべき！
治療用装具・更生用補装具の
知識の整理

編集企画／千葉県千葉リハビリテーションセンターセンター長　菊地尚久

Monthly Book

MEDICAL REHABILITATION No. 292/2023.9 目次

編集主幹／宮野佐年　水間正澄

読んでいただきたい文献紹介

　装具に関してバイブルといえるのは「義肢装具のチェックポイント[1]」である．本書は 1977 年に発刊され，2021 年 8 月に最新版として第 9 版が発刊されている．本書は厚生労働省主催で開催されている「義肢装具等適合判定医師研修会」のテキストとして用いられている．本書は装具作製時のチェックポイントだけではなく，装具の目的，構造，機能に関する基本的内容，代表的疾患ごとに装具の特性や対応のポイントについて詳細に述べられている．脳卒中片麻痺に対する装具療法に関しては「脳卒中治療ガイドライン 2021[2]」の亜急性期以後のリハビリテーション診療の項において装具療法のエビデンス，装具の作製時期などについて述べられている．また「脳血管障害のリハビリテーション医学・医療テキスト[3]」では短下肢装具の構造，装具を用いた歩行練習，足継手の種類と機能，更生用装具の目的について述べられている．脊髄損傷に対する装具療法に関しては「脊髄損傷リハビリテーションマニュアル第 3 版[4]」で脊髄損傷の麻痺に応じた短下肢装具，長下肢装具，骨盤帯付き長下肢装具の適応，種類，必要な構造，歩行における工夫について述べられている．「頚椎症性脊髄症診療ガイドライン 2020 改訂第 3 版[5]」では頚椎疾患に対する装具の適応と選択について述べられている．「腰痛診療ガイドライン 2019 改訂第 2 版[6]」では腰椎疾患に対する装具の適応と選択について述べられている．「生活期のリハビリテーション医学・医療テキスト[7]」では生活期における装具の給付制度，障害者総合支援法による補装具支給の流れについて述べられている．「関節リウマチ患者の ADL 向上に向けた装具[8]」では関節リウマチ患者に対する靴型装具の適応と効果について述べられている．

1) 日本整形外科学会・日本リハビリテーション医学会(監)赤居正美ほか(編)：義肢装具のチェックポイント第 9 版，医学書院，2021.
2) 日本脳卒中学会脳卒中ガイドライン委員会：脳卒中治療ガイドライン 2021，協和企画，2021.
3) 日本リハビリテーション医学教育推進機構・日本リハビリテーション医学会(監)久保俊一ほか(編)：脳血管障害のリハビリテーション医学・医療テキスト，医学書院，2021.
4) 神奈川リハビリテーション病院 脊髄損傷リハビリテーションマニュアル編集委員会(編)：脊髄損傷リハビリテーションマニュアル第 3 版，医学書院，2019.
5) 日本整形外科学会・日本脊椎脊髄学会(監)日本整形外科学会診療ガイドライン委員会・頚椎症性脊髄症診療ガイドライン策定委員会(編)：頚椎症性脊髄症診療ガイドライン 2020 改訂第 3 版，南江堂，2020.
6) 日本整形外科学会・日本腰痛学会(監)日本整形外科学会診療ガイドライン委員会・腰痛診療ガイドライン策定委員会(編)：腰痛診療ガイドライン 2019 改訂第 2 版，南江堂，2019.
7) 日本リハビリテーション医学教育推進機構・日本生活期リハビリテーション医学会・日本リハビリテーション医学会(監)久保俊一ほか(編)：生活期のリハビリテーション医学・医療テキスト，医学書院，2020.
8) 菊地尚久：【膠原病および類縁疾患のリハビリテーション医学・医療】関節リウマチ患者の ADL 向上に向けた装具．*Jpn J Rehabil Med*, 57：699-703, 2020.

（菊地尚久）

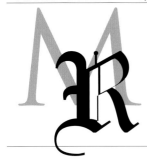

特集／知っておくべき！治療用装具・更生用補装具の知識の整理

頚椎装具

古矢丈雄*

Abstract　頚椎装具はいわゆる頚椎カラーと呼ばれる簡便なものからハローベストの
ように強固なものまで，いくつかの種類がある．頚椎装具は期待する固定性と利便性のバ
ランスにより選択される．すなわち，装具療法に我々医療者が期待する固定性に対し，そ
の必要十分な効果が得られると考えられる一番利便性の良いもの，すなわち簡便なものを
選択することとなる．頚椎カラーは利便性の点で実臨床において汎用されるが，固定性は
乏しく，効能としては「安静」であることを処方医は理解する必要がある．フィラデルフィ
アカラーは脱着も比較的容易であり，前後方向の制動性はある程度効果を発揮する．
SOMI ブレースは回旋や側屈に対する制動効果がフィラデルフィアカラーよりも強く，着
脱可能という点もその特徴として挙げられる．ハローベストは強固な固定性が得られる
が，患者のストレスや特有の合併症に注意しながら使用することが望まれる．

Key words　頚椎装具(cervical orthosis)，頚椎カラー(soft collar)，ハローベスト
(halo-vest)

はじめに

　頚椎装具は頚椎症などの変性疾患に対する保存
療法，頚椎外傷に対する保存療法，各種頚椎術後
早期の術部の安定化を目的に使用される．装具に
は，① 頚椎運動の固定または制限，② 頭部の重さ
が頚椎にかかることの軽減(免荷)効果が期待され
る[1]．頚椎装具はいわゆる頚椎カラーと呼ばれる
簡便なものからハローベストのような強固なもの
ものまで，いくつかの種類がある．頚椎装具は期
待する固定性と利便性のバランスにより選択され
る．すなわち，装具療法に我々医療者が期待する
固定性に対し，その必要十分な効果が得られると
考えられる一番利便性の良いもの，すなわち簡便
なものを選択することとなる．本稿では，代表的
な頚椎装具の特徴について述べ，いくつかの疾患
や術後装具使用に関する考察を加える．

頚椎装具の種類と特徴

1．頚椎カラー(軟性(図 1-a)・硬性(図 1-b, c))

　頚椎前後屈および側屈に対して軽度の制限は得
られるものの，頭蓋および体幹に対する支持はな
く，回旋制限は得られない．固定性を期待すると
いうよりも安静効果を期待するものであり，装着
感などによるある種のバイオフィードバックに
よって制動性が得られる[2]．頚椎症，頚椎捻挫や
(強固な固定性を期待しない利便性を優先した)頚
椎術後の簡易な外固定として用いられる．軟性カ
ラー(ソフトカラー)は一般的に**図 1-a**のように高
さの調整は困難でサイズ選択でフィット感を調整
する．硬性(ポリネックカラー)には**図 1-b，c**の
ように高さを変えることのできるものもある．

* Takeo FURUYA，〒 260-8677　千葉県千葉市中央区亥鼻 1-8-1　千葉大学医学部附属病院整形外科，講師

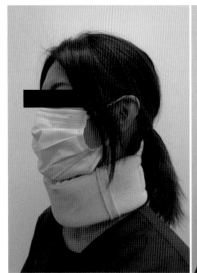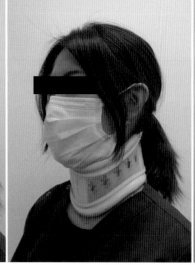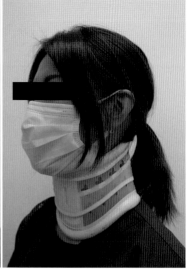

a．軟性	b．硬性	c．硬性　高さ調整後

図 1．頚椎カラー

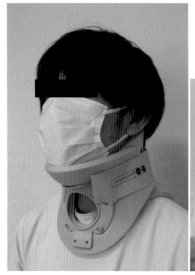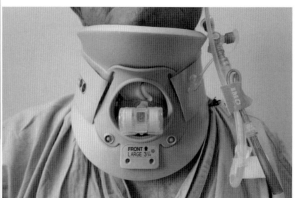

a．装着時	b．気管切開症例でも使用可能である

図 2．フィラデルフィアカラー

2．フィラデルフィアカラー(図 2-a，b)

　下顎部と後頭部を支持することにより，頚椎カラーよりも前後屈運動に対する固定を一定程度得ることができる．但し，回旋に対する制限は弱い．あご受けにより下顎が固定されるため，しっかりと装着した際は飲食や会話に制限を伴う．前頚部に窓が開いており，頚髄損傷などの気管切開患者でも使用可能である(図 2-b)．

3．SOMI ブレース

　胸骨-後頭骨-下顎骨固定装具(sterno-occipi-tal-mandibular immobilizer；SOMI)である．回旋制限も一定程度得られ，固定性は比較的良好である．患者背面には金属支柱はなく，臥床位での着脱は可能であるが，着脱には介助を要する．前後支柱の高さを調整することにより，頚椎固定アライメントの調整が可能である．あご受けにより下顎が固定されるため，しっかりと装着した際は飲食や会話に制限を伴う．外来診療で適応し日常生活で使用することは患者および家族の協力が必要となる．また，下顎を緩めて使用すると十分な

2

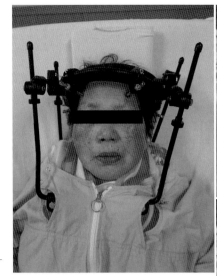
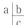
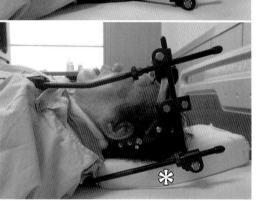

図 3.

ハローベスト

装着時(a). 臥床時に後頭部が浮くので(b), 枕や
クッションを入れると良い(c).

表 1. 各頚椎装具の特徴

	固定効果	免荷機能	前後屈制限	側屈制限	回旋制限	簡便性
頚椎カラー(軟性・硬性)	△	×	△	△	×	◎(着脱容易)
フィラデルフィアカラー, オルソカラー	○	△	△〜○	△	△	○(着脱比較的容易)
SOMI ブレース	○	○	○	△〜○	○	△(着脱大変)
ハローベスト	◎	◎	◎	◎	◎	×(頭蓋骨にピン固定)

◎非常に有効, ○有効, △弱い, ×効果なし
(文献 1 より引用(一部追記))

固定効果が得られないため, 使用法に関する患者
および家族の教育と使用方法の順守が重要となる.

4. ハローベスト(図 3-a〜c)

ハローリングと呼ばれる金属またはカーボン製
の輪を頭蓋骨にピンで固定し(成人は4本, 小児や
重度の骨脆弱性を有する成人例では8本を推奨),
胸部体幹部のベストと支柱で固定する. 頚椎部の
強固な固定と免荷が獲得される. 臥床時に後頭部
が宙に浮くため(図 3-b:矢印), 後頚部の疲労感
が生じる. 臥床時は後方の支柱の間にクッション
を入れて頚部伸筋群への負担を減らすようにする
と良い(図 3-c:＊).

各頚椎装具の固定性と簡便性について表 1[1]に
まとめた. 頚椎カラーは可動域を制限する機能は

弱い. 頚椎と上位胸椎を固定するフィラデルフィ
アカラーのようなタイプは前後屈への制限は有効
であるが, 側屈・回旋には弱い. 頚椎と下位胸椎
までを固定する SOMI ブレースは, 側屈制限はや
や弱いものの前後屈・回旋には効果を発揮する[3].
頚椎装具使用における注意点として装着期間が挙
げられる. 装着中の頚部周囲筋の廃用には留意す
る必要がある. 頚椎捻挫, 術後の装着については
短期間での使用が推奨されている. 骨癒合を目指
した骨折治療や固定術でない限り, たとえばリハ
ビリテーション時には装具は脱着し, 等尺性筋力
強化訓練や, 他動 ROM 訓練などを併用すること
も検討される.

各疾患に対する適応

1．頚椎症

日常臨床において頚椎症による頚部痛に対する治療として，薬物療法に加え頚椎カラーを処方することがある．また，症状が急速に悪化している手術予定の頚髄症患者に対して手術待機期間に頚椎カラーやフィラデルフィアカラーを処方する．頚椎症性脊髄症診療ガイドライン 2020 では軽症例に対する保存療法の有効性について検討されている[4]．短期的には頚椎装具が有用な可能性が示唆されるが，エビデンスの高い該当する研究報告が少なく，その有効性を判断するのは困難と記載されている．

2．頚椎捻挫（外傷性頚部症候群）

外傷性頚部症候群に関するケベック診療ガイドライン[5]では，理学所見のない頚部痛，こり感の場合（Grade Ⅰ）には安静の必要はなく，関節可動域の減少している場合（Grade Ⅱ），神経学的異常所見を伴う場合（Grade Ⅲ）においても安静の必要はなく早期運動開始が推奨されている．Grade Ⅱ，Grade Ⅲで頚椎カラーを処方した場合でも 72時間以上装用しないとされている．カラー固定，平常通りの日常生活動作，積極的な可動域訓練を施した 3 群によるランダム試験では 3 群間に有意差はなかったと報告されている[6]．

3．頚椎損傷

保存療法および手術療法の周術期に装具の使用が検討される．保存療法の場合，損傷型や安定性を考慮し使用する装具の種類を選択する．上位頚椎損傷については漫然とハローベストによる加療が施行される傾向が見られるが，長期のハローベスト固定の肉体的・精神的負担は大きく，その適応は必要な症例に留めるべきである[7]．

4．首下がり症候群

首下がり症候群の患者を診た際には首下がりの原因となり得る神経筋疾患をはじめとした内科疾患の精査をまず行うが，並行して装具療法，薬物療法，理学療法を主体とした保存療法を施行す

る．しかしながら，装具療法や薬物療法が奏効する例は限定される[8]．荷重重心が後方にある頚椎型の場合，ハローベストによる段階的な矯正と抜去後の頚部伸筋群に対するリハビリテーションが効果を発揮することがある[9]．

5．関節リウマチ

環軸関節の変性や中下位頚椎の変性からくる頚部痛の軽減，環軸椎亜脱臼の進行予防のため頚椎装具が処方される．リウマチ患者は上肢機能障害を伴うことが多いことや長期装着による皮膚障害を予防する観点から軟性カラー（ソフトカラー）が頻用されるが，固定性はあまり期待できない[10]．また，上肢関節病変や頚髄症に伴う手指巧緻運動障害により脱着が困難であるため，患者本人で装着できるように，ベルクロテープの位置や長さを調整したり，紐をつけるなど個々の希望に沿って対応することが望ましい．ハローベストは脊髄症急性増悪時の術前待機期間に使用される．筆者らはベスト装着にて症状が劇的に改善した環軸椎亜脱臼例を経験している．

6．小児疾患

炎症性斜頚や関節変形を伴わない環軸椎回旋位固定に対し頚椎装具が処方される．小児では適切な装具のサイズがない場合もあり，ボール紙で手製装具を作製したり，タオルを巻いて頚椎カラーの代用とすることがある．筋性斜頚の術後では金属支柱を用いた頚椎装具，関節変形を伴う環軸椎回旋位固定ではモールド式の硬性装具[11]やハローベストによる治療[12]が行われる．

7．転移性脊椎腫瘍（保存例）

頚椎転移に伴う局所痛，神経障害性疼痛に対し制動効果にて一定の動作時痛軽減効果を発揮する可能性がある．未治療で発見された癌の頚椎転移に対し装具の処方を検討する．装具の種類は溶骨性変化の程度や患者の疼痛に応じて頚椎カラーまたはフィラデルフィアカラーを処方することが多い．癌種によっては化学療法やホルモン療法，骨修飾薬が著効し骨硬化が得られる可能性があり，画像検査で骨硬化が得られたり，疼痛が軽減する

までの期間装着する．脊椎固定術を計画する場合も手術待機期間中に装着する．また，手術治療が困難と判断され保存療法の方針となった場合にも適応を検討する．緩和医療への移行期の患者には自宅や療養型病院でも管理ができるよう着脱の簡便性を考え装具の種類を選択する．患者や家族の理解と協力が前提となるが，ハローベストを装着することで良好な疼痛緩和が得られ，自宅退院が可能となった症例を経験している[13]．

8．手術時体位交換の際の麻痺予防のためのハローベスト固定

靱帯骨化症など，頚椎の狭窄が重度の場合，手術時の体位変換の際に脊髄障害を発症する危険性がある．筆者らも症例によりハローベストを用いた体位交換を行っている．

9．アテトーゼ型脳性麻痺に伴う頚髄症

特に周術期において不随意運動を制御する目的でハローベストが使用されてきた．しかしながら装着に伴う合併症も多く，使用には注意を要する．

頚椎術後における装具療法

頚椎症性脊髄症診療ガイドライン 2020 では頚椎症性脊髄症に対する後方脊柱管拡大術および前方除圧固定術において，術後の頚椎カラー着用による安静は術後成績を向上させる根拠に欠ける[4]と記されている．後方脊柱管拡大術90例について術後カラーの有無で2群比較を行った研究[14]では術後1年時の生活の質，頚部痛，頚椎アライメントに差はなく，術後頚椎カラーの効果はないという結論であった．一方，前方固定術ではいくつかの海外文献があり[15)~18)]，システマティックレビューが行われているが，術後頚椎カラーの装着は臨床症状および骨癒合に対して有益な効果をもたらす可能性は低いと結論付けている．長期成績の視点では臨床上有益な効果を期待できない可能性が高い．一方で前方・後方を問わず術後早期の疼痛軽減・血腫予防の点では頚椎カラーの意義がある可能性があり，検証の余地があるとされている．頚椎外傷や変性疾患に対する固定術のうち，骨移植を行い骨癒合をめざす目的の手術の場合

は，一定期間の術後頚椎装具の装着が望まれる．

装具作製の工夫

本稿で紹介した頚椎カラー，フィラデルフィアカラー，SOMI ブレース，ハローベストはすべて既製品である．前3者はサイズバリエーションがあるので患者にフィットするものを装着する．頚椎カラーは高さの変えられるものもあり，患者の頚部長に合わせ調整する．頚部が後屈せず，軽度前屈位となるものを選択する．フィラデルフィアカラーは2つのコンポーネントにより頚部を前後方向から包み，ベルクロにて固定する形式である．下顎部や後方部が一部当たる場合，カットしたりして形成することで対応する．フィラデルフィアカラーを原型としたオルソカラーは，ターンバックルを回すことで前も後ろも高さの微調整が可能となっている．

以下，ハローベスト装着の要点を概説する．患者の頭囲・胸囲を測定し，リングとベストのサイズを選択する．患者に頭蓋骨手術，先天性疾患の既往がないか事前に確認しておく．開頭手術を受けている際や頭部の形態異常・変形を有する場合は骨欠損部について CT などで事前に把握し，ピン刺入点をよく検討する．患者を仰臥位とし，リングをあてがいピン刺入予定部位に局所麻酔を行う．クローズドタイプの全周性のリングの場合，専用の金属支持板に患者の頭部を乗せベッドの端から頭部を出す．最近は後方が開いているオープンタイプのものもあり便利である（**図4**）．ピン刺入の際は患者に閉眼してもらう．開眼した状態でピンを刺入すると，前額部に刺入したピンによって皮膚が緊張し閉眼動作に患者が違和感を訴えることがある．リングと患者皮膚の間に全周性に1~2 cm の間隙があることを確認する．ハローリングを設置したら，胸部のベストと支柱で固定する．前後・左右対称に装着することを心掛ける．体幹部の装具の適合性が悪いと制動性が損なわれるので注意が必要である．各ねじ締め部は緩むので装着翌日，および週1回は締め直しを行っている．その他の合併症としてピン刺入部痛，刺入部

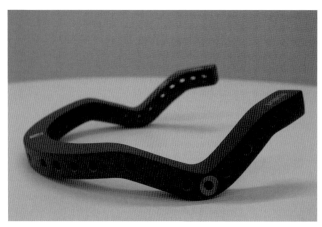

図 4. ハローベストのオープンタイプのリング
　図のようなオープンタイプのリングは装着が
　クローズドタイプより簡便である.

感染, ベストによる皮膚障害・褥瘡などがある.
またアテトーゼ型脳性麻痺に伴う頚髄症症例にお
いては装着後の嚥下障害やC5に代表される上肢
麻痺を経験しており十分な経過観察が望ましい.
ハローベストの装着については河村が詳しく報告
している[19].

文　献

1) 梶原敏夫：頚椎症装具. 清水克時ほか編, 新OS
　NOW 17 装具療法-モデルと適応のすべて, 80-
　85, メジカルビュー社, 2003.
2) 永野靖典ほか：頚部痛に対する装具処方の適応.
　MB Med Reha, 142：7-13, 2012.
3) Holla M, et al：The ability of external immobiliz-
　ers to restrict movement of the cervical spine：
　a systematic review. *Eur Spine J*, 25：2023-2036,
　2016.
4) 日本整形外科学会診療ガイドライン委員会・頚椎
　症性脊髄症診療ガイドライン策定委員会編：頚椎
　症性脊髄症診療ガイドライン 2020 改訂第3版,
　81-82, 2020.
　Summary 頚椎症性脊髄症に対する各種保存療法
　についての文献的考察が記されている.
5) Spitzer WO, et al：Scientific monograph of the
　Quebec task force on whiplash-associated disor-
　ders：redefining "whiplash" and its management.
　Spine（*Phila Pa 1976*）, 25：238-244, 2000.
6) Kongsted A, et al：Neck collar, "act-as-usual" or
　active mobilization for whiplash injury? A ran-
domized parallel-group trial. *Spine*（*Phila Pa
1976*）, 32：618-626, 2007.
7) 渡辺雅彦：上位頚椎損傷—損傷型に応じた治療法
　の選択—. *Jpn J Rehabil Med*, 57：742-748,
　2020.
8) 石井　賢ほか：首下がり症候群の矯正手術　病態
　による治療戦略. 脊椎脊髄, 31：1067-1071, 2018.
9) 吉田　剛ほか：首下がり症候群の手術適応とその
　評価方法. 脊椎脊髄, 31：1055-1060, 2018.
10) 海渡貴司ほか：リウマチの頚椎病変と治療. *Clin
　Rheumatol*, 26：260-265, 2014.
11) 及川泰宏：こどもの頚椎疾患と装具療法. 日義肢
　装具会誌, 34：216-221, 2018.
　Summary 小児頚椎疾患に対する装具療法の総
　説. 各種装具や小児特有の注意点が記されている.
12) Ishii K, et al：Management of chronic atlanto-
　axial rotatory fixation. *Spine*, 37：E278-E285,
　2012.
13) 八代英子ほか：頚椎転移による頚部痛に対しハ
　ローベスト装着により自宅退院が可能となった
　食道癌, 多発骨転移の1例. *Palliat Care Res*,
　10：535-538, 2015.
14) Hida T, et al：Collar Fixation Is Not Mandatory
　After Cervical Laminoplasty：A Randomized
　Controlled Trial. *Spine*, 42(5)：E253-E259, 2017.
15) Campbell M J, et al：Use of Cervical Collar After
　Single-Level Anterior Cervical Fusion With
　Plate：Is it Necessary? *Spine*, 34(1)：43-48, 2009.
16) Abbott A, et al：Is there a need for cervical col-
　lar usage post anterior cervical decompression
　and fusion using interbody cages? A random-
　ized controlled pilot trial. *Physiother Theory
　Pract*, 29(4)：290-300, 2013.
17) Overley S C, et al：Is Cervical Bracing Neces-
　sary After One- and Two-Level Instrumented
　Anterior Cervical Discectomy and Fusion? A
　Prospective Randomized Study. *Global Spine J*,
　8(1)：40-46, 2008.
18) Scerrati A, et al：Effect of external cervical
　orthoses on clinical and radiological outcome of
　patients undergoing anterior cervical discec-
　tomy and fusion. *Acta Neurochir*, 161(10)：2195-
　2200, 2019.
19) 河村直洋：ハローリングおよびベストの装着法.
　中村耕三編, 整形外科手術クルズス改訂第2版,
　158-161, 南江堂, 1996.
　Summary ハローベスト装着の手順や注意点につ
　いて詳細に記されている.

MB Med Reha **No.292**：**7-13**, 2023

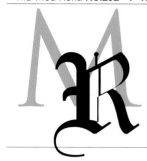

特集／知っておくべき！治療用装具・更生用補装具の知識の整理

腰椎装具

橋本光宏*

Abstract 腰痛の正しい診断に基づいて治療方針を選択する．保存治療あるいは手術治療の適応を見極める．保存治療を選択する場合には薬物療法，リハビリテーション治療などと組み合わせて腰椎装具治療を行うことが多い．手術治療を選択する場合に手術後に補助的に腰椎装具を用いることもある．患者の病態を考慮し，それぞれの装具の特性を理解したうえで，最適な腰椎装具を選択する．装具治療を成功させるためには，患者と家族に装具装着の必要性を説明し，その目的，装具の種類，装着期間を提示すること，装着状況をまめに観察し，必要に応じて装具を調整することが重要である．医師，看護師，リハビリテーション科療法士，義肢装具士などを含めた多職種チームで治療方針を共有することも必要不可欠である．腰椎装具治療のエビデンスレベルの高い報告は極めて少なく，今後は質の高い臨床研究を行い，腰椎装具治療のエビデンスを構築していくことが求められる．

Key words 腰椎装具(lumbar orthosis)，診断(diagnosis)，リハビリテーション治療(rehabilitation treatment)

腰痛の診断について

腰痛診療ガイドライン2019[1]によると腰痛は「体幹後面に存在し，第12肋骨と殿溝下端の間にある，少なくとも1日以上継続する痛み，片側，または両側の下肢に放散する痛みを伴う場合も，伴わない場合もある」と定義される．発症から4週間未満の腰痛を急性腰痛，発症から4週間以上3か月未満の腰痛を亜急性腰痛，3か月以上継続する腰痛を慢性腰痛の3つに大別される．腰痛の原因としては脊椎由来，神経由来，内臓由来，血管由来，心因性，その他に分類される．具体的な原因として，重篤な基礎疾患(悪性腫瘍，感染，骨折など)，下肢の神経症状を併発する疾患，各種脊椎構成体の退行性病変(椎間板，椎間関節変性など)の3つに大別される．

腰椎装具の目的と適応疾患

浅見[2]は体幹装具の目的として，①脊椎の運動性を制御することにより脊椎の安静を図り，炎症や疼痛を軽減させる，②腹圧を高めることなどにより脊椎への負荷を減少させ，腰背部の疼痛を軽減させる，③3点固定の原理などにより脊椎変形の予防や矯正をする，などがあると述べている．

義肢装具のチェックポイント[3]によると体幹装具の目的として，①脊柱運動の抑止と安定化，②脊柱への荷重の軽減，③腹部の保護，④脊椎配列の維持・矯正，⑤心理的効果，⑥保湿効果，プラセボ効果などを挙げている．主な対象・適応疾患として腰痛症，腰椎椎間板ヘルニア，腰部脊柱管狭窄症，腰椎分離症，分離すべり症，腰部変性側弯症，脊椎外傷，脊柱変形(側弯症)，椎体炎(化膿性，結核性)，脊椎手術後などを挙げている．

* Mitsuhiro HASHIMOTO，〒290-0003 千葉県市原市辰巳台東2-16　千葉労災病院整形外科，部長

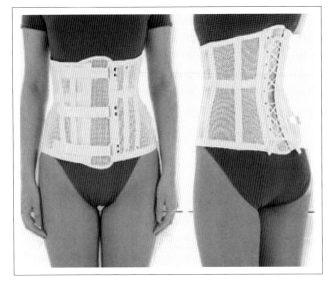

図 1. 腰椎軟性装具
（日本義肢協会（編）体幹装具カタログより引用）

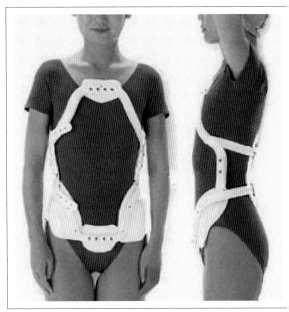

図 2. ジュエット型装具
（日本義肢協会（編）体幹装具カタログより引用）

腰椎装具の適応判断

腰痛の正しい診断に基づき，患者の希望を踏まえて保存治療か手術治療の適応について検討する．保存治療を選択する場合には，投薬やリハビリテーション治療などと組み合わせて腰椎装具を用いることが多い．手術治療を選択した場合においても腰椎装具を用いることがある．昨今の脊椎手術においては体への負担の小さい低侵襲手術や強固な固定力の脊椎インストゥルメンテーション手術が行われるようになってきており，これらの症例では腰椎装具の必要性は高くないかもしれない．しかし，骨粗鬆症を有する高齢者の脊椎固定術においては，必ずしも十分な初期固定力が得られない症例もあり，術者の判断で腰椎装具を補助的に用いることはあるだろう．腰椎装具装着下に術後なるべく早期に離床し，早期リハビリテーション治療が行えるように配慮する．

腰椎装具の種類

素材の硬さにより軟性装具と硬性装具に分類される．軟性装具は綿布もしくは合成繊維のメッシュ素材を用い，金属製やプラスチック製の支柱を上下方向に部分的に用いることにより，装具の剛性を高める．硬性装具はプラスチック材料や金属支柱を含む．軟性装具は装着感に優れ，着脱が容易だが，その制動効果は必ずしも強固とは言えない．硬性装具は着脱がやや不便で装着感が劣る．しかし，治療効果としての制動効果が高い．体幹への密着という適合性が必要であり，皮膚への局所的な圧迫が原因で皮膚炎や皮膚潰瘍が生じることもある．

以下に代表的な腰椎装具を挙げる．それぞれの装具の特性を理解したうえで，患者にとって最適な装具を選択することが重要である．

1．腰椎軟性装具（図1）

腹腔内圧の上昇による免荷と軽度の運動制限を主目的とする．採寸または採型に基づいて制作されることが多い．装具の長さは目的に応じて決められる．運動制限効果を高めるためには，頭尾側に延長する．

2．ジュエット型装具（図2）

主に胸腰椎移行部の脊椎椎体骨折に対して用いられる．胸骨パッド，恥骨上パッド，胸腰椎パッドの3点固定により伸展位を保持し，屈曲を制限する．

3．腰椎硬性装具（図3）

採型に基づき体幹外形に合わせて腸骨部を除いて全面接触するよう，陽性モデルを元型として熱可塑性プラスチック材料を用いて成形される．剛性が不足する場合は，前後に金属支柱が追加される．軟性装具と比較して屈伸，回旋，側屈の制動効果が高い．

腰椎装具治療を成功させるために必要なこと

まず患者と家族に病態について説明したうえで，装具装着の必要性について説明する．その目的，装具の種類，装着期間を含めて治療計画を提示する．装具の装着指導を行い，自己管理可能かどうかを見極める．認知症のある高齢者では自己管理が難しい場合が多く，家族への指導が必要になることもある．装着状況をまめに観察し，体に合っているか，皮膚障害が生じていないかどうかについて注意を払う．必要に応じて装具の調整を行う．医師，看護師，リハビリテーション科療法士，義肢装具士などを含めた多職種チームで治療方針を共有することも装具治療を成功させるために必要不可欠である．

腰椎装具治療のエビデンス

腰痛診療ガイドライン 2019[1] には以下のように記載されている．急性，亜急性および慢性腰痛に対するコルセットなどの腰椎サポートの影響に関して得られる現在のエビデンスは，かなり限られている．そのなかでも腰椎サポートは，慢性腰痛治療に益をもたらさないことを示唆した．さらに腰椎サポートは皮膚病変，胃腸障害，高血圧，頻脈，および筋肉組織の障害などの有害作用との関連も示唆した．

腰椎椎間板ヘルニア診療ガイドライン 2021[4] によると疼痛を訴える腰椎椎間板ヘルニア患者に対し局所の安静目的にコルセットが処方されることも本邦の臨床状況から考えられるが，コルセットの有効性を検証した文献は渉猟し得た範囲で存在しなかったと記載されている．

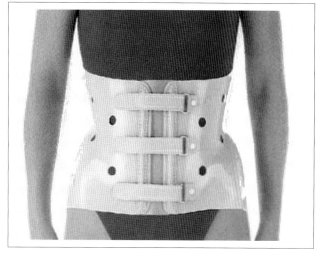

図 3．腰椎硬性装具
（日本義肢協会（編）体幹装具カタログより引用）

腰部脊柱管狭窄症診療ガイドライン 2021[5] によると腰椎コルセットに関して，LSS（腰部脊柱管狭窄症）患者 104 例に対する通常腰椎コルセットと試作型 LSS ベルトのランダム化試験によると，試作型 LSS ベルトは装着前と比して有意に歩行距離を延長させたが，通常腰椎コルセットと比べても有意なものではなかった．両群ともコルセット，ベルト装着により歩行距離が延長したことから，装具療法は歩行能力の改善に効果がある可能性がある．しかしながら，装具療法の有用性を明確にするためにはプラセボ（無治療）群との比較が必要であると記載されている．

骨粗鬆症性椎体骨折の治療の原則は保存治療であり，腰椎装具はしばしば用いられる．千葉ら[6] は骨粗鬆椎体骨折に対する多施設共同無作為化比較パイロット試験を行い，以下のように報告した．たとえ受傷初期に 3 週間ベッド上安静を取らせても椎体変形や偽関節を予防できないため早期離床の妥当性が支持される結果となった．一方，ギプスによる固定を行っても偽関節や椎体の変形を完全に防止することはできないものの，強固な固定の方が市販の半硬性装具よりも椎体の楔状化を防ぐ可能性が高いことが示唆された．Kato ら[7] は骨粗鬆症性椎体骨折に対する硬性装具と軟性装具の治療効果に関する多施設共同前向き無作為化比較試験を行い，以下のように報告した．硬性装

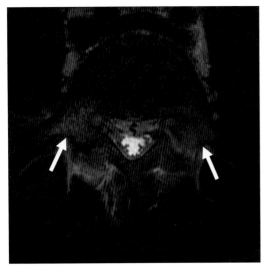

図 4. 症例 1：腰椎 MRI 脂肪抑制 T2 強調横断像
両側第 5 腰椎椎弓根部に高信号を認め，腰椎分
離症と診断した．

具は軟性装具と比較して 12 週の装具装着期間で
は椎体圧潰の進行を有意に抑制したものの，最終
48 週時点では有意差を認めなかった．疼痛と
QOL（quality of life）評価では有意差を認めな
かった．以上より軟性装具に対する硬性装具の優
位性は示されなかった．骨粗鬆症性椎体骨折診療
マニュアル[8]では以下のように記載されている．
椎体骨折に対する外固定装具の早期疼痛軽減効果
などの臨床的有効性のエビデンスは不十分であ
る．また装具の種類や装着期間についても一定の
見解は得られておらず，装具療法についての標準
的治療法は確立されていない．

　がん脊椎転移患者の治療においても腰椎装具は
用いられる．骨転移診療ガイドライン[9]には以下
のように記載されている．文献的な裏づけは欠く
ものの，骨転移による病的骨折，切迫骨折，脊髄
麻痺のリスクの高い患者，骨転移病変の安静・制
動により疼痛が軽減すると考えられる病態の患者
に対し，装具療法の適応を検討することを提案す
る．たとえば，下位胸椎〜腰椎レベルの骨転移や
椎体骨折による体動時痛が著しい症例では，コル
セットを使用することで疼痛が軽減し，離床をス
ムースに進めることが可能になる場合がある．

　以上をまとめると，日常臨床において汎用され
る腰椎装具であるが，エビデンスレベルの高い報

告は極めて少ない．質の高い臨床研究を行い，腰
椎装具治療のエビデンスを確立していくことが今
後の課題であろう．

症例供覧

　腰椎装具治療を行った症例を供覧する．いずれ
も保存治療を行った症例である．

　症例 1：16 歳，男性．腰椎分離症

　1 か月前から持続する運動時の腰痛を主訴に来
院した．高校 1 年生であり，ラグビー部に所属し
ていた．体幹後屈時に腰痛は増強した．下肢痛は
訴えなかった．腰痛 NRS（numerical rating scale）
は 5 であった．腰椎 MRI 脂肪抑制 T2 強調横断像
にて両側第 5 腰椎椎弓根部に高信号を認めた（**図
4**）．超早期の第 5 腰椎分離症と診断した．保存治
療の適応と判断した．体育を含めて運動を控える
ように指示し，腰椎硬性装具を 3 か月間装着し，
理学療法を行った[10]．腰痛は軽快し，ラグビーに
復帰した．

　症例 2：58 歳，女性．骨粗鬆症性椎体骨折

　犬の散歩中に転倒してから腰痛を自覚した．受
傷後 7 日で来院した．腰痛 NRS は 9 であった．腰
椎 CT 検査にて第 1 腰椎頭側終板付近に椎体骨折
を認めた（**図 5**）．骨密度検査にて腰椎 YAM
（young adult mean）は 65%と低下していた．骨粗
鬆症性椎体骨折と診断し，外来通院での保存治療
を選択した．鎮痛薬投与に加えてジュエット型装
具を 3 か月間装着した．骨粗鬆症に対してデノス
マブ 60 mg を 6 か月に 1 回皮下投与した．腰痛は
軽快し，椎体骨折は骨癒合した．

　症例 3：47 歳，男性．腰椎化膿性脊椎炎

　2 か月前から持続する腰痛を主訴に来院した．
腰痛 NRS は 8 であった．血液検査にて白血球数
6,300/μL，CRP 値 3.71 mg/dl と CRP 値の軽度
上昇を認めた．未治療糖尿病を合併し，HbA1c
7.3%であった．腰椎 MRI では脂肪抑制 T2 強調
画像にて第 3-4 腰椎椎間板を中心に第 3 および第
4 腰椎椎体に高信号を認めた（**図6**）．腰椎化膿性脊
椎炎と診断した．血液培養検査および椎間板穿刺

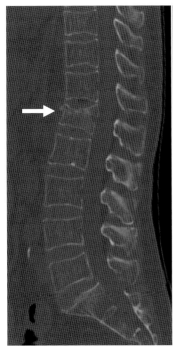
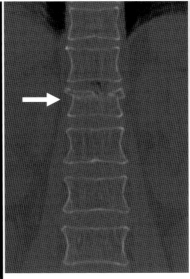
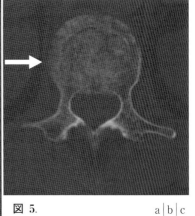

図 5. a | b | c

症例 2 :

腰椎 CT

    a：矢状断像

    b：冠状断像

    c：横断像

第 1 腰椎頭側終板付近の椎体骨折を認めた．

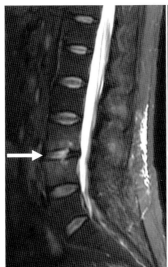
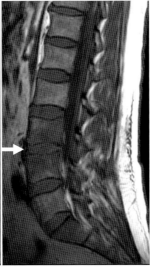
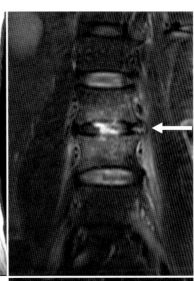
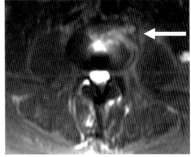

図 6. a | b | c / d

症例 3 :

腰椎 MRI

    a：脂肪抑制 T2 強調矢状断像

    b：T1 強調矢状断像

    c：脂肪抑制 T2 強調冠状断像

    d：脂肪抑制 T2 強調横断像

第 3-4 腰椎椎間板を中心に第 3 および第 4 腰椎椎体に脂肪抑制 T2 強調画像で高信号，T1 強調画像で低信号を認め，腰椎化膿性脊椎炎と診断した．

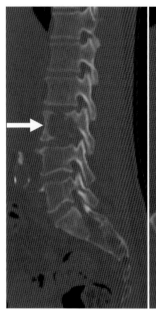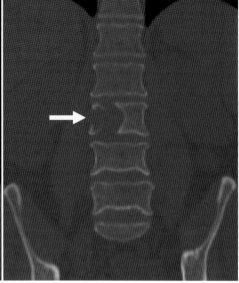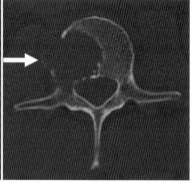

a．右側寄り傍正中矢状断像 　　　　b．冠状断像 　　　　c．横断像

図 7．症例 4：腰椎 CT

第 3 腰椎の右側椎体から椎弓根にかけて溶骨性変化を認めた．転移性脊椎腫瘍と診断した．

による局所培養検査でいずれも連鎖球菌が検出された．抗菌薬投与と腰椎軟性装具装着による保存治療を行った．併せて糖尿病の治療を行った．腰椎軟性装具は 3 か月間装着した．腰痛は軽快し，製造業の仕事に復職した．

　症例 4：54 歳，男性．転移性脊椎腫瘍

　2 か月前から腰痛と右大腿前面痛を自覚し，徐々に増強した．初診時に腰痛 NRS は 7，下肢痛 NRS は 8 であった．腰椎 CT 検査にて第 3 腰椎に右側椎体から椎弓根にかけて溶骨性変化を認めた（**図 7**）．転移性脊椎腫瘍と診断した．腰椎 MRI T2 強調像にて第 3 腰椎の右側椎体から椎弓根にかけて腫瘍があり，腫瘍は右第 3-4 腰椎椎間孔内に突出し，右第 3 腰神経根を圧迫していた（**図 8**）．原発の精査を行い，肝細胞癌と診断された．転移性脊椎腫瘍に対しては保存治療を選択し，放射線照射，骨修飾薬のゾレドロン酸投与，鎮痛薬投与に加えて腰椎軟性装具を 3 か月間装着した．治療後に痛みは軽減し，歩行可能な状態が維持された．消化器内科にて肝細胞癌に対する治療を行い，初診から 17 か月後に永眠された．

おわりに

　腰椎装具が適用される腰痛疾患は様々である．正しい病態把握に基づき，それぞれの装具の特性を理解したうえで，最適な装具を選択することが重要である．

文　献

1）日本整形外科学会／日本腰痛学会（監）：腰痛診療ガイドライン 2019 改訂第 2 版，南江堂，2019．
2）浅見豊子：胸椎・腰椎装具．*J Clin Rehabil*，**13**（8）：690-693，2004．
3）日本整形外科学会／日本リハビリテーション医学会（監）：義肢装具のチェックポイント第 9 版，医学書院，2021．
4）日本整形外科学会／日本脊椎脊髄病学会（監）：腰椎椎間板ヘルニア診療ガイドライン 2021 改訂第 3 版，南江堂，2021．
5）日本整形外科学会／日本脊椎脊髄病学会（監）：腰部脊柱管狭窄症診療ガイドライン 2021 改訂第 2 版，南江堂，2021．
6）千葉一裕ほか：骨粗鬆症性椎体骨折に対する保存療法の策定―多施設共同前向き無作為化パイロット試験の結果より―．日整会誌，**85**：934-

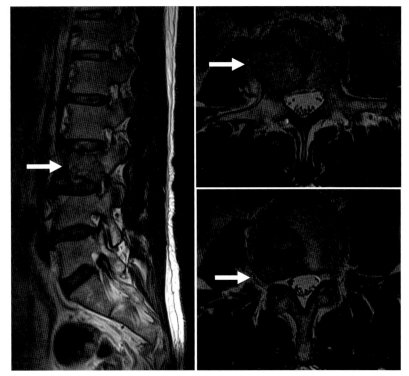

図 8. 症例 4：腰椎 MRI T2 強調画像
　　a：右側寄り傍正中矢状断像
　　b：第 3 腰椎椎弓根レベル横断像
　　c：第 3-4 腰椎椎間孔レベル横断像
第 3 腰椎の右側椎体から椎弓根にかけて腫瘍があり，腫瘍は右第 3-4
腰椎椎間孔内に突出し，右第 3 腰神経根を圧迫していた．

941，2011.
　Summary　骨粗鬆症性椎体骨折に対する 3 つの異
なる保存療法による多施設共同前向き無作為化
比較パイロット試験の報告.

7）Kato T, et al：Comparison of rigid and soft-brace
treatments for acute osteoporotic vertebral com-
pression fracture：a prospective randomized
multicenter study. *J Clin Med*, 8（2）：198, 2019.
　Summary　骨粗鬆症性椎体骨折に対する硬性装具
と軟性装具の治療効果に関する多施設共同前向
き無作為化比較試験の報告.

8）日本整形外科学会骨粗鬆症委員会骨粗鬆症性椎
体骨折診療マニュアルワーキンググループ：骨粗
鬆症性椎体骨折診療マニュアル. 日整会誌, **94**：
882-906, 2020.

9）日本臨床腫瘍学会（編）：骨転移診療ガイドライン
改訂第 2 版, 南江堂, 2022.

10）Sairyo K, et al：Conservative treatment for pedi-
atric lumbar spondylolysis to achieve bone heal-
ing using a hard brace：what type and how
long?. *J Neurosurg Spine*, **16**（10）：610-614, 2012.
　Summary　初期腰椎分離症に対する硬性装具装着
による保存治療の有用性について述べた論文.

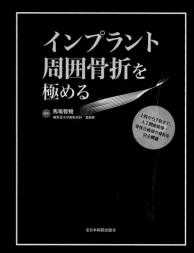
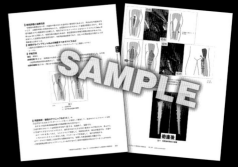

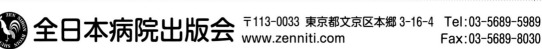

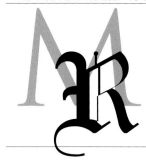

特集／知っておくべき！治療用装具・更生用補装具の知識の整理

側弯症用装具

小谷俊明[*1]　　朝田智之[*2]　　木村弘美[*3]

Abstract 側弯症患者で，骨格が未成熟（Risser sign 0〜2，初潮前もしくは初潮後 12 か月以内など）で，カーブが 25〜40°の場合，装具治療が行われる．側弯症装具治療は進行を防ぐ目的でエビデンスがある有効な保存治療である．装具は意義や特徴を理解し，適切に使用することが重要である．側弯症装具治療患者は，側弯症そのものに加えて，着用に伴うストレスも感じており，約半数が，中等度から高度のストレスを感じている．そのため，治療の必要性をわかりやすい言葉で十分に説明し，決して無理強いしてはならない．
装具治療特有のストレス評価法として，JBSSQ-brace があり，装着時間の客観的評価として温度ロガーが役立つ．側弯症装具治療にあたっては，X 線の側弯度のみに着目するのではなく，患者と保護者の心理を理解し，看護師などの多職種のメディカルスタッフと協力して不安や悩みに寄り添う姿勢が必要である．

Key words 側弯（scoliosis），装具（brace），コンプライアンス（compliance）

はじめに

脊柱側弯症のうち，特発性側弯症とは原因となる疾患を特定できないものであり側弯症の中では最も多い．特発性側弯症の中で 3 歳までに発症するものを乳幼児期側弯症，4〜9 歳までを学童期側弯症，10 歳以降に発症するものを思春期側弯症と呼ぶ．通常，骨格が未成熟（Risser sign 0〜2，初潮前もしくは初潮後 12 か月以内など）で，カーブが 25〜40°の場合，側弯の進行を防ぐ目的で装具治療が実施される．一方，カーブが 40〜45°以上である場合，手術が検討されることが多い．

装具の意義

2013 年に Weinstein らによって実施された前向き多施設研究においては，242 人の側弯症患者がランダムに装具治療群と経過観察群に割り当てら

れ，装具治療群において側弯進行の頻度が有意に低下したことが報告されている．また，装具装着時間が重要であることが示され，装具の装着時間と装具治療の成功率との間には有意な相関があることも明らかにされた[1]．同様に，Sanders らは，100 人の AIS（思春期特発性側弯症）患者を前向きに調査し，装具の装着率と治療の成功率に強い相関があることを示している．最低 14 時間／日の装具装着により，100％の患者で手術を回避できる一方，装具を 1 日 2〜10 時間装着した患者では成功率が 66.7％，1 日 2 時間未満の非協力的な患者では成功率が 55.6％にとどまった[2]．これらの研究結果により装具治療の効果や側弯症早期発見の意義が明確になってきている．

装具治療による 50°以上のカーブへの進行予防の成功率は約 75％と報告されている[3]．ただし，装具治療にもかかわらずカーブが進行するリスク

[*1] Toshiaki KOTANI，〒 285-0825 千葉県佐倉市江原台 2-36-2　聖隷佐倉市民病院，副院長
[*2] Tomoyuki ASADA，筑波大学整形外科
[*3] Hiromi KIMURA，聖隷佐倉市民病院看護部

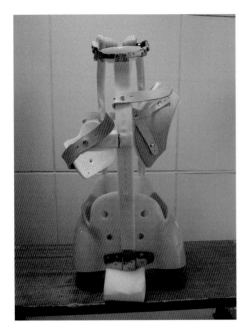

図 1.
Milwaukee 装具

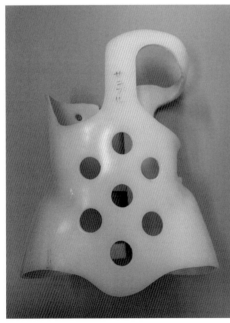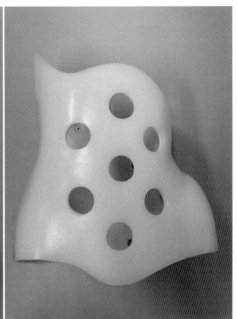

ａ．胸椎カーブ用 　　　　　　ｂ．腰椎カーブ用
図 2. 胸腰仙椎装具

があることがレビュー論文で示されており，その
リスク因子としては，装具治療開始時の Cobb 角
が30°以上，装具のコンプライアンス不良，骨格
が未成熟であることが挙げられている．最も進行
リスクが高いのは，Risser sign 0 で成長期であ
り，カーブが40°以上となった患者であった[3]．

装具の特徴

千葉大学では1967年に Milwaukee 装具(図1)
が導入されたが，頸椎にも装着するため，外見的
に目立ち，装着を中断する患者が多かった．その
ため，現在では胸腰仙椎装具(thoraco-lumbo-
sacral orthosis：TLSO)(図2)を基本とした装具
が使用される．TLSO は，肋骨を通じて脊椎に矯

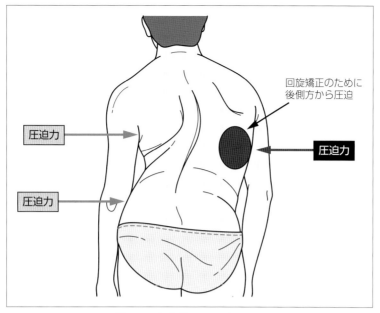

回旋矯正のために
後側方から圧迫

圧迫力

圧迫力

圧迫力

図 3. 3 点支持による矯正原理

正力を加えることができるもので，体表を圧迫して効果を発揮する．側弯症においては，胸郭の回旋を伴っているため，側弯の凸側では背側の肋骨を後側方から圧迫し，矯正を図る（**図3**）．ただし，頂椎が T6 より高位の胸椎カーブや上位胸椎カーブの矯正は TLSO では困難である．

装具治療の流れ

石膏ギプスで装具の採型を行い，2 週間で装具が完成する．その後，装着して X 線を撮影し，矯正の程度を確認する．装具による過度の圧迫や痛みがある場合は，修正を行う．1 か月後に再診し，装着下での X 線で矯正が悪化していないか，装具が適切な場所で圧迫力をかけられているかを確認する．また，装具による皮膚の圧迫や痛みがないかも確認する．患者の食事や睡眠の十分な摂取状況，ストレスが過度にかかっていないかも注意深く確認する必要がある．その後は，4〜6 か月ごとに再診し，装具開始1年と2年後には，装具を外した状態で X 線を確認する．

装着時間の目安，患者や保護者に対する使用指導

装着時間については，原則として20時間以上を指示するが，患者の精神面を考慮し難しい場合

や，骨成熟に近い場合には，学校以外の時間のみ装着，と指示する場合もある．運動時の装着については，可能なものは装着したまま行うように指示し，バスケットボール，マット運動，水泳などの装着が困難なものについては，運動時のみ外すように指示する．

装具治療の終了時期については，明確なエビデンスが存在していない．我々は，初潮開始後2年程度経過し，身長の伸びが年間1cm 程度になり，著しい側弯の進行（＜5°）が見られない場合に，装具装着時間を徐々に減らしていく．画像で確認しながら，1日20時間→学校以外の時間のみ→就寝時のみ→最終的には治療終了，とする方針を取っている．

生活指導の工夫

装具治療が必要であることを説明すると，患者が装具に対して受け入れられず，外来で泣き出すことや，保護者が強く動揺することがある．このような精神的サポートを必要とする場合には情報を看護師と共有し，看護師と一緒に対応するようにしている．また，装具治療の概要については，まず医師が説明するが，服装や下着など，患者や保護者が医師に直接聞きづらいことがあるため，

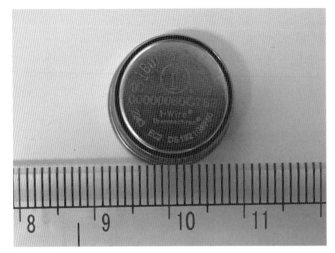

図 4. 温度ロガー

我々は患者と保護者向けに 2 種類の装具治療パンフレットを作成し，医師の診察後に看護師が別室で説明するようにしている．

また，装具治療を開始する際には，角度のみですぐ治療開始を強制することはせず，「次回の外来で進行していたら装具治療を検討しましょう」のように，あらかじめ心の準備期間を設けて開始するように心がけている．患者や保護者の受け入れが不十分な場合には，日本側彎症学会の HP[4] を参照してもらい，後日再度外来受診で検討するなど，ワンクッションを置いた治療方針決定を行うようにしている．

また，装具治療を始めても，実際には指示通りに装着できないことがある．その際には，患者や保護者を責めず，追い込まないようにこころがけている．どうしても装着できない場合は，「経過観察には来てくださいね」，と見守るように話をしている．

温度ロガー

装具装着時間は治療成績の評価に重要であるため，客観的な評価が必要である．我々は，閾値温度を 30℃ に設定し，ボタン電池ほどの大きさの温度ロガー（図 4）を装具の腹部付近に設置すると，ロガーの信頼性は 97.9±0.9% であることを報告[5]し，実際に臨床で用いている．

患者の自己申告による装着時間はモニター装着時間より有意に長く（自己申告装着時間：21.0±

3.3 時間／日，モニター装着時間：19.3±5.0 時間／日，P<0.001），自己申告装着時間の測定誤差は 1.5±3.1 時間／日である[6]ため，患者の自己申告だけでは装着時間を正確に把握できない可能性がある．

装具の心理的影響

側弯症装具治療患者は，側弯症そのもののストレスに加えて，着用に伴うストレスも感じている．我々は，装具治療開始後に登校拒否や摂食障害を発症した患者を経験している．モーズレイ性格テストを行った結果，装具治療患者の 81% が正常域から異常域に変化したことが報告されている[7]．一方，母親の心理について同様のテストを用いた我々の研究において，装具治療後にむしろストレスが軽減することを報告した[8]．

しかし，これらの研究で用いたモーズレイ性格テストは，側弯症装具治療特有のストレスを評価できない．海外では 8 項目の質問項目からなる装具治療のストレスを評価する Bad Sobernheim Stress Questionnaire-Brace（以下，BSSQ-brace）が報告されている．そこで，共著者の Asada らは，BSSQ-brace の日本語版である Japanese version of Bad Sobernheim Stress Questionnaire-Brace（以下，JBSSQ-brace）（表 1）を作成した．患者は 8 つの質問に回答し，それぞれに対して 0（最もストレスを感じる）～3（最もストレスが少ない）まで点数をつける．総得点は 0～24 点の範囲であり，0～8 点は高度のストレス，9～16 点で中等度のストレス，17～24 点を軽度のストレス，と判断する．その結果，装具治療を行っている患者の約半数が，中等度から高度のストレスを感じていた[9]．また，日本人 AIS 患者に対する装具治療ストレスの因子分析により，「他人からどう見られているかという不安感」がストレスの原因であることが述べられている[10]．

装具関連ストレスと装具コンプライアンスの関係

共著者の Asada らは，AIS 装具治療患者を

表 1. Japanese version of Bad Sobernheim Stress Questionnaire-Brace（JBSSQ-brace）

| このアンケートでは，あなたが装具を身に着けている間にどのように感じるかを質問します．よくお読みになり最もよくあてはまるもの一つに丸印を付けてください． |

1. 装具を付けた自分の姿を気まずく感じる
　　□非常に強く感じる　　　　□はっきりと感じる　　　　□少しは感じる　　　　□全く感じない

2. 装具をつけていることを人に言いたくないと感じる
　　□非常に強く感じる　　　　□はっきりと感じる　　　　□少しは感じる　　　　□全く感じない

3. 他の人がわたしの装具を見ることができる時，おもしろくない．
　　□非常におもしろくない　　□おもしろくない　　　　　□少しおもしろくない　　□なんとも思わない

4. 誰かが私の装具を見ても恥ずかしくない
　　□非常に恥ずかしい　　　　□恥ずかしい　　　　　　　□少しだけ恥ずかしい　　□全く恥ずかしくない

5. 装具を付けていることを気付かれたくないので体が当たらないようにしている
　　□いつもそうしている　　　□ほぼそうしている　　　　□あまりそうしていない　□全く気にしない

6. 服や髪形を選ぶ時になるべく装具が隠されているか確かめる
　　□全くその通り　　　　　　□かなりそう　　　　　　　□少しそう　　　　　　　□全くそんなことはない

7. 親しい人（親，友達など）に装具を見せるのは恥ずかしくない
　　□とても恥ずかしい　　　　□恥ずかしい　　　　　　　□少し恥ずかしい　　　　□全く恥ずかしくない

8. 装具のために，本当はやりたい趣味や活動を避けている
　　□いつもそうしている　　　□ほぼそうしている　　　　□あまりそうしていない　□全く気にしない

それぞれの質問項目に対して，0（最もストレスを感じる）～3（最もストレスが少ない）まで点数をつけ，総得点が0～24点となる．

（文献9より一部改変して引用）

JBSSQ-brace を用いて軽度ストレス群と中等度以上のストレス群の2群に分け，装具装着1か月，4か月，1年後の追跡調査を行った．その結果，JBSSQ-brace は時期によって差がなく，装具開始1年後の JBSSQ-brace の2群間の差はなかった．また，温度センサーを用いて測定した装具コンプライアンスは2群間で同等であった．一方，平日および夜間の装具コンプライアンスは，軽度ストレス群の方が中等度以上のストレス群より良好であったことが示された．また，装具治療開始後の1か月のコンプライアンスは季節間で差がなかった，という結果が得られた[6]．

さいごに

装具治療がボディイメージや QOL にマイナスの影響を与えないので装具治療の悪影響を心配する必要がない[11]との研究がある．一方，側弯症装具治療により"心の傷"ができる可能性がある，

と報告している研究もある[12]．側弯症装具治療にあたっては，X線の側弯度のみに着目するのではなく，患者と保護者の心理を理解し，看護師などの多職種のメディカルスタッフと協力して不安や悩みに寄り添う姿勢が必要である．

文　献

1) Weinstein SL, et al：Effects of bracing in adolescents with idiopathic scoliosis. *N Engl J Med*, **369**：1512-1521, 2013.
　　Summary　ランダムに装具治療群と経過観察群に割り当てられ，装具治療群において側弯進行の頻度が有意に低下したことを報告．

2) Sanders JO, et al：Bracing for idiopathic scoliosis：how many patients require treatment to prevent one surgery? *J Bone Joint Surg Am*, **96**：649-653, 2014.

3) Hawary RE, et al：Brace treatment in adolescent idiopathic scoliosis：risk factors for failure—a

literature review. *Spine J*, **19**：1917-1925, 2019.

4) 日本側彎症学会ホームページ.
〔https://www.sokuwan.jp〕

5) Nakayama K, et al：The Optimal Anatomical Position and Threshold Temperature of a Temperature Data Logger for Brace-Wearing Compliance in Patients with Scoliosis. *Spine Surg Relat Res*, **6**：133-138, 2022.

6) Asada T, et al：Impact of Brace-related Stress on Brace Compliance in Adolescent Idiopathic Scoliosis：A Single-Center Comparative Study using Objective Compliance Measurement and Brace-related Stress. *Spine Surg Relat Res*, **7** (4)：377-384, 2023.
Summary 日本の側弯症装具患者の装具関連ストレスと温度センサーを用いた装具装着状況の関連を客観的に調べた報告.

7) 松永俊二ほか：【脊椎疾患における心理的因子】側彎症に対する装具療法の心理的負荷とその対策. 脊椎脊髄ジャーナル, **17**：729-733, 2004.

8) 木村弘美ほか：側彎症の装具治療が母親の心理に及ぼす影響. *J Spine Res*, **4**：1643-1645, 2013.

9) Asada T, et al：Japanese adaptation of the Bad Sobernheim Stress Questionnaire-Brace for patients with adolescent idiopathic scoliosis. *J Orthop Sci*, **24**：1010-1014, 2019.

10) Asada T, et al：What factor induces stress in patients with AIS under brace treatment? Analysis of a specific factor using exploratory factor analysis. *J Orthop Sci*, **26**：999-1003, 2021.

11) Schwieger T, et al：Body Image and Quality-of-Life in Untreated Versus Brace-Treated Females With Adolescent Idiopathic Scoliosis. *Spine*(*Phila Pa 1976*), **41**：311-319, 2016.

12) Danielsson AJ, et al：Body appearance and quality of life in adult patients with adolescent idiopathic scoliosis treated with a brace or under observation alone during adolescence. *Spine* (*Phila Pa 1976*), **37**：755-762, 2012.

MB Med Reha No.292：21-30, 2023

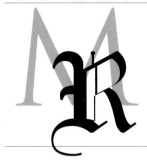

特集／知っておくべき！治療用装具・更生用補装具の知識の整理

上肢装具：脳卒中後の痙縮に対する上肢の装具療法について
―ボツリヌス療法との併用における工夫―

大串　幹*

Abstract　脳卒中後の痙縮は，麻痺による上肢・下肢の障害に加え，筋の動きの制限をもたらし，リハビリテーションを阻害することで，患者の障害を遷延させてきた．使わない上肢・下肢は使わないことを覚えてしまうために，さらに不使用化が進み，その機能が失われ，片麻痺肢位を呈する．下肢においては移動目的があるため装具を用いるハードルが低く，多くの患者は，装具を利用し訓練から実用化していく．一方，上肢においては，健側上肢使用による ADL が可能なため，装具療法の適応に積極的でない場合も多い．ボツリヌス療法の導入により痙縮を軽減することで，リハビリテーション治療を有効なものとし，使える手へと変化させることもできるようになってきた．装具療法は主に固定と安静を目的にしているが，ボツリヌス療法との併用においてはその効果をサポートする機能や，患者が受け入れやすい工夫が必要であり，生活場面での使用を増やすことができるかが鍵であると言える．

Key words　上肢装具(upper limb orthosis)，肘装具(elbow orthosis(brace))，ボツリヌス毒素療法(botulinum toxin therapy)，痙縮(spasticity)，装具療法(orthotic therapy)

はじめに

　義肢や装具は，リハビリテーション治療の道具であり，重要な戦略である．リハビリテーション医学は学習の医学と言われることが多いが，麻痺や痙縮，疼痛，感覚障害，四肢の欠損，体力の低下などが残存する状態では，いかに適切な刺激を与えても，十分な学習効果を得ることは難しい．治療者が患者の障害に対し，適切に十分な状況や環境設定を行うこと，すなわちコンディショニング(調整)により，リハビリテーション治療の効果が高まる．病棟や生活場面での良い肢位(姿勢)，可及的抗重力，すべての関節を動く範囲(最大可動域)まで自動他動で動かす，身の回りの ADL に必要な基本動作をできるだけ行えるよう工夫と配慮の実践を基盤として，訓練室での物理療法をは

じめ徒手療法やその他のリハビリテーション治療手技が提供されなければならない．時に「歩ける人に褥瘡はない」とは言われるものの，歩ける人でも，硬い座布団の上に 1 日中座ってテレビを見ていれば，臀部に床ずれができることがあるように，リハビリテーション訓練室ではしっかり歩いていても，その他の時間には不良肢位で臥床しているかもしれない．訓練時のみ用いる装具もあれば，患者の生活のあらゆる場面での使用を想定する装具もあり，後者は常に使うことで調整に役立っている．

　本邦で脳卒中後の上肢・下肢痙縮に対しボツリヌス療法が行われるようになって 12 年余経過した．ボツリヌス療法によりリハビリテーション治療に対するいわゆる調整が行いやすくなったことで，発症後 6 か月以上経過し，症状固定の状態で

* Miki OGUSHI，〒 651-2181 兵庫県神戸市西区曙町 1070　兵庫県立リハビリテーション中央病院，院長

表 1. 上肢装具の適応

| ① 痛み(Pain) |
| ② 動揺性(Instability) |
| ③ 変形の可能性(Potential Deformity) |
| ④ 術前評価(Surgical Assessment) |
| ⑤ 特殊訓練(Specific Exercises) |
| ⑥ 治癒の促進(過程)(Healing Process) |
| ⑦ 創造性(Creativity) |
| ⑧ その他(Others) |

(文献 4 より引用)

あっても，目に見える機能回復を認める報告が多く出されている[1].

上肢装具の分類

　装具療法は，支持，固定，補助，保護，矯正を目的として行われるが，患者に処方する際は，使用者(患者)にその使用目的を十分に説明し，使い方に習熟してもらう必要がある.

　上肢装具といっても大きく2つのカテゴリーがある. 1つは車椅子などに取りつけ使用する分類コード609 非装着式上肢装具(upper limb orthoses(non-body-worn))であり，BFO(balanced forearm orthosis または ball bearing feeder orthosis)と呼ばれ，頚髄損傷患者など肩の弱い筋群の代用もしくは補助のために水平回転する金属製のカフを装着し患者の前腕を支え，ごくわずかの力で有効な上肢運動を可能にする補装具である. 主に食事動作で用いるため feeder，あるいは balancer と呼ばれる[2][3]. 筆者はボツリヌス治療後の上肢訓練において分離運動の促進に BFO を用いる場合がある.

　一方，上肢に装着して用いる装具の総称として分類コード606 上肢装具(upper limb orthotic systems(body worn))がある(テクノエイド協会HP；https://www.techno-aids.or.jp/howto/060000.shtml). 上肢装具は，どの部分を制御するかで，指装具，手部装具，手関節装具，手関節指装具，肘装具，肘手関節装具，肩装具，肩肘装具，肩肘手関節装具，肩肘手関節指装具に分類され(https://www.techno-aids.or.jp/howto/060600.shtml)，手継手，肘継手，肩継手の各継手，その他の上肢装具部品(C バー，対立バー，アウトリガーなどの伸展補助・制御装置など)が含まれている.

上肢装具の適応

　上肢装具の適応と選択方法に関しては，ISPO(The International Society for Prosthetics and Orthotics；国際義肢装具協会)の決定事項として，1989 年 Ellis が第6回 ISPO 国際学会(神戸)の教育研修プログラムで，上肢装具の用語統一とその適応に関して紹介している. そこでは，① 痛み，② 動揺性，③ 変形の可能性，④ 術前(機能)評価，⑤ 特殊訓練であると説明している. さらに矢崎は，手のスプリントの適応として，⑥ 治癒の促進，⑦ 創造性，⑧ その他の多くの適応を加え(表1)，脳卒中患者においての適応は，特に「変形の可能性」にあるとし，手のスプリントの適応における患者の選択と処方，装具の製作と装具療法(装着装具の種類，装着部位，装着時間帯など)，フォローアップの手順を述べている(図1)(文献5より改変). 上肢装具の対象患者(適応)は，筋の短縮傾向を伴う筋緊張の異常(痙縮：痙性麻痺)および手と手指の浮腫を持つ患者である. しばしば弛緩性麻痺の時期に機能的肢位を保持するために用いられることもあるが，従来の基本的リハビリテーション治療が十分実施されていれば維持は可能であり，装具単独でその機能を維持することはできない. 痙縮の強い患者ではその多くが典型的な変形拘縮(肘屈曲，前腕回内，手関節掌屈，手指屈曲，母指内転)を生じることが考えられるため，症状に応じた装具療法を，従来のリハビリテーション治療における徒手療法や物理療法と組み合わせることで，拘縮という二次的損傷を可及的最小限に抑えることができる. なにより装具療法は，我々リハビリテーション医療に携わるものにとって，痙縮，拘縮に対して物理的に適切な矯正力を負荷できる治療手段としてなじみ深く，機序が患者にもわかりやすいものとなっている.

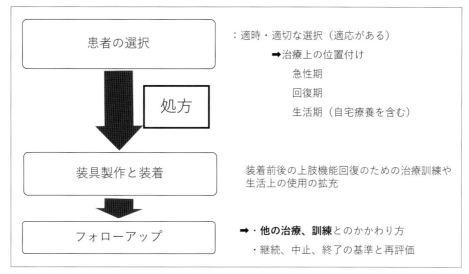

図 1. 脳卒中片麻痺患者における上肢装具治療の流れ

(文献 5 より改変引用)

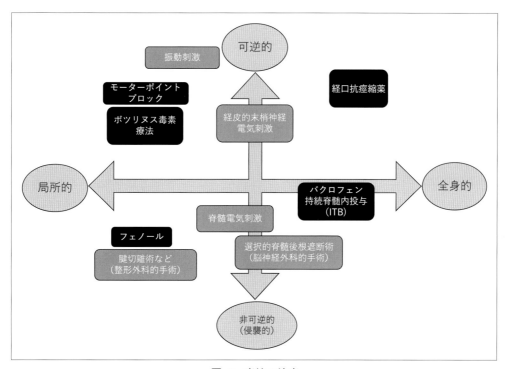

図 2. 痙縮の治療

脳卒中上肢麻痺における課題

　脳卒中上肢麻痺は下肢のように自立に必要な移動能力への影響が少ないことや，利き手交換などで基本的 ADL での自立が得られることもあって積極的なリハビリテーション治療の対象とされていなかった．診療報酬上，脳卒中のリハビリテーション治療は，疾患別リハビリテーションの脳血管疾患等リハビリテーションとして行われ，原則的に算定日数の上限が設けられ，急性期，回復期と早期から継続的に集中的な治療を提供しても，期限内に満足のいく機能的アウトカムを獲得するには限りがあり，多くの患者が障害を持ちながら生活期へ移行しなければならなかった．麻痺側上肢の不使用(不動)は，使わない手(上肢)というだけでなく，容易に拘縮を生じ，ボディイメージを

悪化させ，誤用を生じ，しばしば疼痛のため睡眠を阻害することもあり ADL のみならず心理面へ悪影響をもたらす．痙縮はこれらを助長し，リハビリテーション治療を阻害する因子となる．

痙縮の治療（図2）と治療戦略

2010 年 10 月に本邦でボツリヌス毒素による上肢・下肢に対する痙縮軽減目的の治療が可能となった．それまで痙縮に対する治療としては，下肢麻痺を中心に，内服薬やフェノールブロックなどの薬物療法，筋膜解離や筋腱切離などの拘縮に対する手術療法[6)7)]，装具などが用いられてきたが，それぞれ単独では効果が得られにくく，副作用や手技の問題，治療効果評価の曖昧さなどもあったため，標準的な治療プロトコールの確立までには至らなかった．使用する装具も地域差があり，和式動作における靴の脱ぎ履きを考慮して，金属支柱からプラスチック装具への変更を行うといった，患者の ADL，QOL に配慮したマネジメントも治療者の理念に任されていた．殊に上肢麻痺の機能回復については，リハビリテーション治療の主眼が健側強化にあり，スプリントを含む装具療法以外が適応されることは少なく，発症早期から用いたとしても手指拘縮予防の効果は乏しいとされていた．

脳卒中上肢障害へのリハビリテーションにおいては，従来の基本的な運動療法（健側強化，残存機能強化，利き手交換）に加え，CI(constraint induced movement therapy)療法，促通反復療法，sling therapy，能動型上肢用他動運動訓練装置(ReoGo-J®)，経頭蓋的磁気刺激(rTMS)，経頭蓋的直流電気刺激(tDCS)，機能的電気刺激(FES)，神経筋電気刺激(NMES)などの有効性が示されている．これらの治療は，基本的にそれぞれの効果を明確に証明するため，主に拘縮がなく BRS(brunnstrom stage)-IV 以上をその治療対象としており，痙縮が強くかつ関節拘縮をきたした上肢麻痺は適応としていないものが多かった．どのような治療方法においても，筋の自在性が重要であることには変わりなく，ボツリヌス療法や rTMS によってリハビリテーション治療阻害因子としての痙縮を制御することで，それぞれの治療効果を高めることが期待される．特に CI 療法や促通反復療法は特別な装置を必要とせず，理論を理解し，技術を適切に実践できる体制があれば，場所を選ばず実施することができる．また装具療法も同様に場所を選ばず，持続的に目的の方向への動きを改善する効果があり，治療効果に応じた調節も可能である．ボツリヌス療法と装具療法の組み合わせを上肢麻痺の治療の基盤とすることで動作・活動の活性化をもたらすこととなった．

装具療法の意義

痙縮・拘縮への装具療法の戦略的意義は，「筋の硬さを軽減する（関節の運動の自由度，自在性を増す）：ボツリヌス療法による筋緊張の亢進状態を軽減する効果に加え，装具療法による伸張性の再獲得」であり，治療プロセスとしては「痙縮や拘縮（筋性および関節性）のために制限されていた本来の動きができる環境や状態をもたらし，機能回復を目的とした神経筋再教育を目指したリハビリテーション治療の効果を高めること」である．

ボツリヌス療法では，対象の筋へ確実に施注し，さらに直後からプロトコールに沿った十分な運動療法を行うことをセットで提供することが肝要である．治療者は治療の目的を患者と共有し，治療への意欲をサポートすることも忘れてはならない．

痙縮や拘縮の観点から装具に求められる機能

痙縮は上位運動ニューロン障害（症候群）の徴候であり，定義については，混乱もあるが，Lance は「腱反射亢進を伴う緊張性伸張反射(tonic stretch reflex)の速度依存性亢進を特徴とする運動障害」と定義し[8)~10)]，腱反射の亢進があるのみで，持続的筋伸張による反射亢進がなければ痙縮とは言えないとされている．我々が痙縮の程度を評価する際には関節の動きに対する抵抗の程度と

表 2. 脳卒中上肢治療評価

身体機能レベル • Stroke Impairment Assessment Set(SIAS) • Fugel-Meyer Assessment(FMA) • Brunnstrome Recovery Stage • Modified Ashworth Scale • 脳卒中 10 秒テスト
活動レベル • Wolf Motor Function Test(WMFT) • Simple Test for Evaluating Function(STEF) • Action Research Arm Test(ARAT)
参加レベル • Motor Activity Log・Motor Activity Log-14(MAL・MAL-14) • Jikei Assessment Scale for Motor Impairment in Daily Living(JASMID) • カナダ作業遂行測定

して MAS(modified ashworth scale)で評価している．いわゆる速やかに急激に伸ばす「相動的(性)phasic」に受ける抵抗と，ゆっくりと緩徐に伸ばす，もしくは速度を限りなくゼロにして伸ばす「持続的(性)tonic／静的 static」で受ける抵抗は変わる．ゆっくりした歩行では痙縮が目立たなくても，速度を上げると痙性歩行が目立つことはしばしば認められる．横断歩道を 1 回の信号で渡りきるためには 1 m／秒の歩行速度が必要であり，速度を変えて歩行を評価することで，実用的な歩行自立ができるかどうかの判断や痙縮やクローヌスを抑制できる装具に変更する必要性などが明らかとなる．上肢装具としては，静的に持続伸張を提供できる機能と日常生活での使用を前提として，必要時に関節の動きを許容する(アンロック)機能の付加を考慮する．

拘縮は，骨格筋と関節包，皮膚といった関節周囲軟部組織の器質的変化によって生じた関節可動域制限とされ，本来は筋収縮がない状態であることが前提である．実際には関節可動域制限の多くが，拘縮に筋収縮の影響が加味された結果であり，痙縮と拘縮が混在する関節可動域制限においては，拘縮の有無とその程度を評価するためにも，治療の第一段階として筋収縮を緩和させる必要がある．言い換えると，ボツリヌス治療により痙縮の軽減が得られて初めて，拘縮に対するアプローチが可能になる．

痙縮筋への伸張負荷(刺激)について
(筋伸張に遊びを設ける理由と可動域訓練の意味)

日常生活動作から見て，下肢は移動に際して健側利用に伴い何らかの麻痺側使用を伴い，過重負荷も行われることが多い．上肢は非麻痺側動作時の連合反応により肘関節・手関節・手指関節の屈曲位および前腕回内位が常態化しやすく，不動状態が持続することで，筋の粘弾性変化と短縮が二次的に生じ，筋紡錘の興奮性の増大と[12]，わずかな伸張刺激により筋紡錘は過敏に反応し，伸張反射の亢進としての抵抗やクローヌスを生じるため，筋の防御的収縮を可及的に避ける目的で，静的に極めて近い持続的伸張負荷の機能を有するものが理想的である[13]．

リハビリテーション治療において，回復期病棟入院中は 365 日のリハビリテーションが提供されているため，麻痺肢は何らかの形で動かされ，不動化の継続は防がれている．拘縮を改善する目的の装具療法においては，casting の考え方で目的の肢位に固定し矯正する方法が主流であるが，「生きた筋」や「動く関節」を取り戻すには，単に固定という方法より，遊びや動きのある持続伸張が適していると考えられる．

ボツリヌス治療における上肢装具療法の実際

痙縮に対する装具療法は，ボツリヌス療法導入前後で大きく変化した．導入前は，装具療法はほ

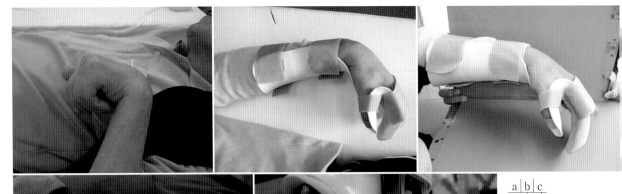

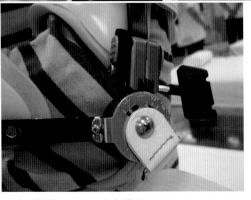

|a|b|c|
|d|e|

図 3. 熱可塑性スプリントと装具
a～c：熱可塑性スプリント
d, e：Ultra Flex：Torque adjustable joint

とんど下肢装具のみ, 上肢は肩関節亜脱臼に対するスリング, 肘運動の補助として BFO, 手指の補助として対立装具や CM バンド, カックアップスプリントなどが用いられていた[14]. また治療戦略は, 健側強化から筋伸張への抵抗の程度に合わせて強制力を調整する機能を用いた装具や対立装具, ダイナミックなスパイダーなどを用いることができるようになった. ボツリヌス療法と装具療法によって, 肘関節, 手関節の可動域が改善し, 神経筋リハビリテーション治療の効果が得られる状態になれば, 追加治療として何を行うか, 何を目標にするのかなど検討ための麻痺側上肢の機能評価が必要となる(**表2**). ボツリヌス療法と装具治療の目的は, まず麻痺肢の使用頻度を高めることにあるため, 評価法としては JASMID もしくは MAL を用いている[15)16)]. BRS-V 以上であれば, 脳卒中 10 秒テストは外来での簡易な評価として有用である[16].

装具の選択と適用時期

　ボツリヌス療法は本来痙縮に対する治療であるため, 適応として痙縮の程度に加え重度な拘縮のないことが求められている. 上肢装具としては, 作製費用に比し, 診療報酬(補装具費用)が低めであり, いきなり調節性のある高価な継手付き装具を作製することはためらわれる. 筆者は, 初回のボツリヌス療法は装具(スプリント)を用いずに行い, ストレッチなどの運動療法を自宅で併用してもらい, 2 週間おきに関節可動域と MAS の経過をみる. いくらかの関節可動域の改善がみられれば, 2 回目以降の施注に際し, 熱可塑性樹脂のカックアップスプリント, 肘関節には調節可能なモジュラー式の肘装具を試験的に装着している. 熱可塑性のスプリントは, 関節可動域の改善に合わせて修正する. 20 分程度連続装着してもらい, 皮膚障害や強い疼痛がないことを確認し, 生活場面での装着指導を行う. 当初は入浴後などの軟部組織が軟化し, 緊張の低下した状態から開始して

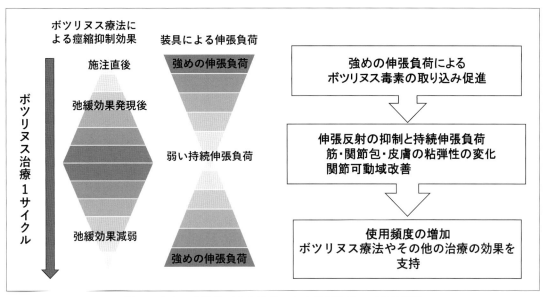

図 4. 自宅でも装着可能な装具による伸張負荷＋可動域訓練

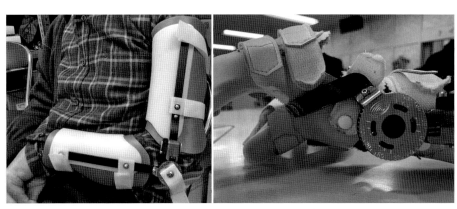

a. 肘装具　　　　　　　　　　　　b. 手関節背屈装具

図 5. Ultra flex 継手

いただく. スプリントの効果が確認されてのち, 必要に応じて肘装具および手関節装具を治療用装具として作製する(**図3**).

ボツリヌス毒素は施注後12時間以内にNMJ (neuromuscular junction；神経筋接合部)に取り込まれ[17], 臨床効果は3〜4日で徐々に現れるが, しばしば遅延することもある. 神経筋シナプス抑制は12〜20週続き, 臨床的に検知される弱化はおおむね3〜4か月持続するとされている[18].

ボツリヌス毒素の作用機序および効果発現の経過から, 施注後に高緊張部位に多く取り込まれることを利用し, 施注の直前, 直後に緊張を高める(痙縮を強める)相動的なストレッチを行い, 施注後1週間はやや緊張を上げる位置で装具を固定する. 痙縮抑制効果が得られたのちは, 設定角度を拡大しつつ, その部位から持続伸張がかかるように調整する. 再び緊張が強くなった時は, 可及的に伸張反射が生じない弱い負荷のままで角度を戻して次回の施注に備える(**図4**). 伸張反射を抑制しながら関節可動域を保つためには, 関節を実際に動かすことも必要であるため, 装具装着のまま継手のロック解除ができるものがよく, Ultra flex (U3-AA)継手を利用している(**図5**). 本継手は肘伸展／屈曲両方向へ負荷機能を有しており, ① 六角ハンドルキーを回し無段階の角度調整が可能, ② エラストマスプリングの弾力で持続的負荷を

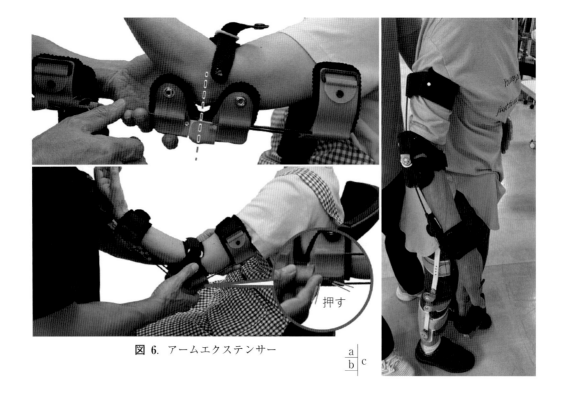

図 6. アームエクステンサー

a
b c

提供，③ スプリングの弾力と角度の微調整により「筋の状態に応じた可動域範囲内でのトルク調整機能」で，筋および皮膚・関節包などの結合組織の伸張が可能，④ アウトリガーを付加することで前腕回内外拘縮にも対応などの特徴がある．調節機能は必要でない場合には，タウメル継手やダイアルロックを用いる．

　Ultra flex 継手は調節性もあり効果的であるが，大掛かりで，作製に時間もかかり，使いたい時にすぐ装着することは難しかった．装具は使いたい時に使えるものであることが理想である．アームエクステンサー（図 6）は脳卒中の回復期で歩行訓練の時期に生じやすい患側の肘屈曲・手関節掌屈を予防する装具として考案され，肘屈曲 90° から 15° 刻みで伸展方向へ固定可能なラチェット継手と弾性のある後方のカーボンファイバーで肘伸展方向への負荷抵抗を与える．「病院内の備品」の取り扱いで，多少肘継手と関節中心が上下にずれても，伸展位で使用する分には問題なく，歩行訓練時にやんわりと肘を伸展させ，患者のボディイメージを改善することができる．ハンドユニットを付加すればプーリー機能で手関節背屈角度を調

節することができ手関節掌屈の抑制もできる．筆者はこれまで脳卒中の肩関節下方亜脱臼と肘屈曲に対しては，後述する肩甲帯装具（SGO®）（図 7，8）を用いて肩甲上腕関節の求心性確保と合わせ，肘伸展位促通を図っていたが，起立姿勢で増悪する肘屈曲を抑制することはなかなか難しかった．アームエクステンサーは 3D プリンターですぐに作製でき，基本的に ready-made である．脳卒中後の上肢痙縮に対して，ボツリヌス療法に併用することでの相乗効果も期待している．

ボツリヌス療法における上肢装具適応部位について

　脳卒中患者の上肢痙縮へのボツリヌス療法は主に肘関節屈曲，手関節掌屈および指屈曲に対して用いられることが多い（表 3）[20]．実際の上肢動作においては，肩関節を含む肩甲帯の位置や支持性も影響する．脳卒中上肢麻痺患者ではしばしば麻痺側肩の下方亜脱臼や肩手症候群，肩関節周囲炎状態での肩関節拘縮をきたしていることがあり，リハビリテーション治療のみならず，生活や介護場面で，当該部位における愛護的取り扱いやポジ

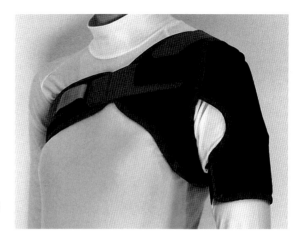

図 7.
肩甲帯装具（SGO®）

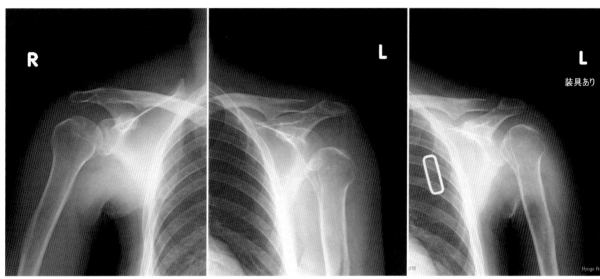

a．健側　　　　　　　　　　　　b．装具なし　　　　　　　　　　c．装具あり

図 8. 肩関節亜脱臼に対する肩甲帯装具（SGO®）の効果

表 3. 上肢痙縮の治療対象となる筋とその投与量

痙縮のパターン	関与する筋	1 筋あたりの投与量
• 肩関節　内転・内旋	大胸筋，広背筋，円筋群，肩甲下筋，菱形筋，肩甲部の筋	40～100 単位
• 肘関節　屈曲位	上腕二頭筋，上腕筋，腕橈骨筋	100 単位以上
• 前腕　回内位	円回内筋，方形回内筋	20～30 単位
• 手関節　屈曲	橈側・尺側手根屈筋，	20～50 単位
• 拳を握る	浅指・深指屈筋，長母指屈筋	
• 母指屈曲・手内筋拘縮	母指対立筋・内転筋	5～10 単位
	短母指屈筋，虫様筋，骨間筋	

Spasticity in adults : management using botulinum toxin. National guidelines 2018

ショニングが行われていないことが推測される．目的動作で正常に近い軌跡をとるために，近位の安定性を高めることは有用であると考える．肩甲帯装具（**図 7**）は，肩関節の可動域の制限なしに麻痺性亜脱臼を補正することができる（**図 7, 8**）．肘関節や手関節への装具療法に加え，肩関節の安定性をもたらす装具療法を加えることで上肢は安定して動かすことができる．

さいごに

　ボツリヌス療法が広く用いられるようになり，脳卒中上肢麻痺の取り扱いは大きく変わった．装具療法の意義を理解し，実践することで相乗効果を経験することができると考えている．

　上肢装具は拘縮と痙縮の改善・抑制から実用的使用の補助に至るまで幅広い適応がある．その他の新規治療の支持療法として装具療法を常に考慮すべきである．装具療法は物理的治療の１つであるが，体との適合という点で，調節可能であることが望ましい．さらに単独の関節機能の改善という視点だけでなく，上肢動作全体，さらには動作のベースとなる体幹下肢を含めてその効果を見極め，選択することが必要と感じている．

文　献

1) 宮城　愛：脳卒中のリハビリ：回復期６か月の壁をこわす新しい治療戦略　痙縮に対するボツリヌス療法. 臨神経, **53**(11)：1258-1260, 2013.
　Summary 多くの脳卒中患者の機能回復は発症後６か月がピークで，その後の回復は見込めないとされているが，ボツリヌス治療により６か月経過後も機能回復が得られ，長期回復の維持が期待されるようになった．

2) 大井淑雄：BFO (Balanced Forearm Orthosis)について. 理療と作療, **5**(5)：327-332, 1971.

3) 野上雅子：上肢装具の最前線と展望　頸髄損傷の上肢装具. 日義肢装具会誌, **38**(1)：29-33, 2012.

4) 矢崎　潔：上肢装具. 日義肢装具会誌, **6**(1)：60-61, 1990.

5) 矢崎　潔ほか：脳卒中片麻痺患者の上肢装具. 日義肢装具会誌, **7**(4)：351-356, 1991.
　Summary 脳卒中片麻痺患者への「上肢装具の適応」はないという考え方もあるが，変形の可能性"potential deformity"は「適応」になる．痙縮だけでなく弛緩性麻痺，浮腫もその原因となる．

6) 浅山　滉：脳卒中足部変形の手術療法と装具療法─術後安静不要の術式を求めて─. *Jpn J Rehabil Med*, **44**(9)：517-521, 2007.

7) 浅山　滉：脳卒中足部変形の手術療法と装具療法─述語安静不要の術式を求めて─. *Jpn J Rehabil Med*, **44**(9)：517-521, 2007.

8) 沖田　実：関節可動域制限の発生メカニズムとその治療戦略. 理学療法学, **41**(8)：523-530, 2014.

9) 正門由久：痙縮の病態生理. *Jpn J Rehabil Med*, **59**：505-510, 2013.

10) 長谷公隆：痙縮の病態生理. バイオメカニズム会誌, **42**(4)：199-204, 2018.

11) 沖田　実：関節可動域制限の発生メカニズムとその治療戦略. 理学療法学, **41**(8)：523-530, 2014.

12) 本田祐一郎ほか：関節可動域制限に対する基礎研究の動向と臨床への応用─筋性拘縮の発生機序の解明ならびにエビデンスに基づいた治療戦略の開発を目的とした基礎研究─. 理学療法学, **45**(4)：278-280, 2018.

13) Gracies JM：Pathophysiology of spastic paresis. *Muscle Nerve*, **31**(5)：535-551, 2005.

14) 猪狩もとみ：痙縮に対する装具療法の最近の知見─上肢装具を中心に─. バイオメカニズム会誌, **42**(4)：231-236, 2018.

15) McPhee SD：Functional Hand Evaluations：A Review. *Am J Occup Ther*, **41**(3)：158-163, 1987.

16) 高橋香代子ほか：新しい上肢運動機能評価法・日本語版 Motor Activity Log の信頼性と妥当性の検証. 作業療法, **28**：628-636, 2009.

17) Hatanaka T, et al：A new evaluation method for upper extremity dexterity of patients with hemiparesis after stroke：the 10-second tests. *Int J Rehabil Res*, **30**(3)：243-247, 2007.

18) Schiavo G, et al：Tetanus and botulinum-B neurotoxins block neurotransmitter release by proteolytic cleavage of synaptobrevin. *Nature*, **359**(6398)：832-835, 1992.

19) Aoki KR：Pre-clinical update on BOTOX®(BT-A)purified neurotoxin complex relative to other botulinum neurotoxin preparations. *Euro J Neurol*, **6**(4)：3-10, 2007.

20) Spasticity in adults：management using botulinum toxin. National guidelines 2018.

MB Med Reha No.292：31-40, 2023

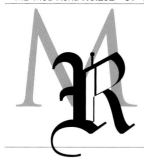

特集／知っておくべき！治療用装具・更生用補装具の知識の整理

脳卒中患者に対して長下肢装具を使用した効果についてのエビデンス

村山　稔*

Abstract　目　的：脳卒中歩行障害に対する長下肢装具の効果について，現状どこまで研究されているかを調べるとともに，考察において製作時期，継手や課題の設定について筆者の経験を含めて報告する.
　方　法：和文と英文の「脳卒中の歩行障害に対する長下肢装具の効果」についての文献を医中誌 Web と PubMed のインターネットサーチにより調査した.
　結　果：採用された文献は，観察研究が 9 件，介入研究が 6 件ですべての筆頭著者が日本人であった. 本調査の結果により，長下肢装具を使用しない場合または短下肢装具を使用した場合と比較した長下肢装具の効果は，主に診療録の後方視的な観察研究による FIM の改善効果と，1 件の準ランダム化比較試験により長下肢装具の歩行練習の即時効果が示された.
　結　論：近年，本領域での研究論文が大幅に増加している一方で，長下肢装具の使用の有無や短下肢装具と比較した動作分析，筋電図解析などを使用した介入研究は行われておらず，研究の実施が望まれる.

Key words　脳卒中(stroke), 長下肢装具(knee-ankle-foot orthoses), 歩行(gait), レビュー(review)

はじめに

脳卒中後の歩行障害に対して短下肢装具(以下, ankle-foot orthoses；AFO)を使用することにより，歩行速度やバランス機能，歩行耐久性を改善することが複数の meta-analysis により報告されている[1)2)]. また，日本では脳卒中後の重度な歩行障害に対して歩行練習の目的で長下肢装具(以下, knee-ankle-foot orthoses；KAFO)が以前より一般的に用いられており[3)]，脳卒中治療ガイドライン 2021 でも，「脳卒中後片麻痺で膝伸展筋筋力もしくは股関節周囲筋筋力が十分でない患者に対して，歩行機能を訓練するために KAFO を使用することは妥当である」と報告されている[4)]. しかし，この検討で採用された文献のエビデンスレベ

ルは低い. 理学療法ガイドライン第 2 版では，「立位・歩行障害を有する脳卒中患者に対して下肢装具は有効か」の clinical question では，AFO を使用する場合の条件付きで推奨されており，KAFO の使用は含まれていない[5)]. このように，KAFO を使用することの効果についての研究は，世界的に極めて少なく，論文レビューによる二次研究は進んでいない.

そこで今回，脳卒中歩行障害に対する KAFO の効果について，現状どこまで研究されているかを調べるとともに，考察において製作時期，継手や課題の設定について筆者の経験を含めて報告する.

* Minoru MURAYAMA, 〒 950-3198 新潟県新潟市北区島見町 1398　新潟医療福祉大学リハビリテーション学部，講師

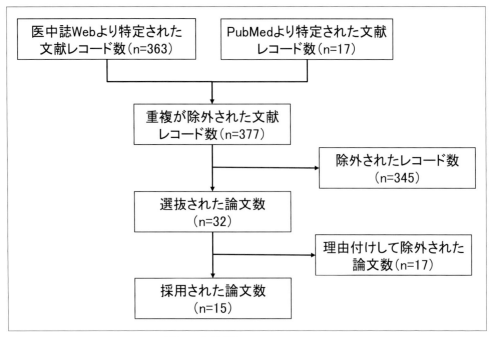

図 1. 文献選択のフローチャート

方 法

筆者は，2022年4月までの和文と英文の「脳卒中の歩行障害に対するKAFOの効果」についての文献を2022年5月の1か月間で収集した．検索場所と検索式は，医中誌Web［((脳卒中)or(脳血管障害))and(長下肢装具)and(歩行)］およびPubMed［((stroke)or(cerebrovascular disease))and(knee-ankle-foot orthosis)and((gait)or(walk))］によるインターネットサーチとした．一次スクリーニングとして，機械的に収集された文献について，タイトルと要旨により，会議録，症例報告，総説，特集記事，ロボットの使用報告，処方件数の調査報告の文献を除外した．二次スクリーニングとして，文献を入手し全文を読み込み適格性が確認できたものを選択文献として採用し，内容を要約した．

結 果

1．エビデンスの傾向

医中誌Webの検索で特定された文献は363件で，PubMedの検索で特定された文献は17件で

あった．これらで重複した文献3件を除いた377件を対象に，一次スクリーニングを行い345件について除外した．さらに行った二次スクリーニングでは，17件を除外した結果，15件の文献が採用された（**図1**）．採用された文献の研究デザインは，観察研究が9件，介入研究が6件ですべての筆頭著者が日本人であった（**表1**）．なお，採用された文献の掲載年は，2012～2020年の9年間では年平均0.9件であったが，2021年と2022年4月までの1年4か月間では年平均5.3件であり，近年大幅に増加していた（**図2**）．

2．観察研究

観察研究では，KAFOを使用した群の機能的自立度評価法（FIM）の得点の変化を後方視的に調査した報告が8件あった．退院時のFIMの得点から入院時の得点を引いたFIM利得では，Otaらによれば，KAFOの作製群はAFOの作製群と比較して，FIM利得が小さかったと報告しているが[6]，小口らによれば，KAFO使用群はKAFO不使用群と比較して，FIM利得（運動項目と認知項目）が有意に大きかったと報告し[7]，Satoらによれば，発症日からKAFOの装着までの期間が短かった

表 1. 採用文献表

タイトル	筆頭著者	掲載年	雑誌名	デザイン	群数	比較内容	人数	主なアウトカム	装具種類の統制	結果
重度脳卒中患者の歩行練習に体幹装具付き骨盤帯両側長下肢装具を用いた経験	澤井 康平	2022	日義肢装具会誌	観察研究	1	前後の比較	15	意識障害・筋緊張	あり	体幹装具付きKAFOの使用により覚醒が改善した
長下肢装具の足継手の底屈制動機能の違いが脳卒中片麻痺患者の歩行に与える影響 筋電図・運動学的解析	川畠 泰祐	2022	日義肢装具会誌	介入研究	1	使用の有無	7	関節角度・筋電図	あり	底屈制動KAFOの使用により関節角度と筋電図が大きかった
Early Wearing of Knee-Ankle-Foot Orthosis Improves Functional Prognosis in Patients after Stroke	Sato K	2022	J Stroke Cerebrovasc Dis	観察研究	2	異なる使用開始	112	機能的自立度評価法	不明	KAFO早期使用群は機能的自立度評価法の得点が高かった
Effectiveness of a knee-ankle-foot orthosis with a knee extension aid in gait training for stroke patients	Murayama M	2021	Jpn J Compr Rehabil Sci	介入研究	1	使用の有無	7	関節角度・筋電図	あり	膝伸展補助具の使用により関節角度と筋電図が大きかった
屈曲制御機能付き膝継手を使用した脳卒中片麻痺者の歩行に及ぼす影響	川口 俊太朗	2021	Jpn J Rehabil Med	介入研究	1	異なる装具の設定	7	関節角度・筋電図	あり	膝屈曲制御装置の使用により関節角度と筋電図が大きかった
急性期病院での長下肢装具の作製が脳卒中片麻痺者の回復期リハビリテーション病棟退院時の歩行能力に与える効果 多施設のデータより	栗田 慎也	2021	理療科	観察研究	2	作製の有無	18	機能的自立度評価法	あり	KAFO作製群は機能的自立度評価法の得点が高かった
Knee joint movement and muscle activity changes in stroke hemiplegic patients on continuous use of knee-ankle-foot orthosis with adjustable knee joint	Murayama M	2021	J Phys Ther Sci	介入研究	1	異なる装具の設定	8	関節角度・筋電図	あり	膝屈曲調整装置の使用により関節角度と筋電図が大きかった
急性期脳卒中患者における長下肢装具を用いた歩行練習が身体機能と移動能力の長期予後に与える影響	木村 友亮	2020	理療ジャーナル	観察研究	2	使用の有無	47	機能的自立度評価法	不明	KAFO使用群は機能的自立度評価法の得点が高かった
重度片麻痺例における長下肢装具作製が歩行および階段昇降の予後に及ぼす影響	高島 悠次	2018	日義肢装具会誌	介入研究	2	作製の有無	28	機能的自立度評価法	あり	KAFO作製群は機能的自立度評価法の得点が高かった
Difference in independent mobility improvement from admission to discharge between subacute stroke patients using knee-ankle-foot and those using ankle-foot orthoses	Ota T	2018	J Phys Ther Sci	観察研究	2	異なる装具	381	機能的自立度評価法	不明	AFO作製群は機能的自立度評価法の得点が高かった
脳卒中重度片麻痺者に対する長下肢装具を使用した二動作背屈遊動型無杖歩行練習と三動作背屈制限継手背屈制限活動に及ぼす影響	大鹿 徹	2017	東北理療	介入研究	2	異なる歩行の設定	15	筋電図	あり	足背屈遊動の前型無杖歩行により筋電図の得点が大きかった
急性期脳卒中患者のカットダウン可能な時期における装具療法の効果 短下肢装具と長下肢装具を比較した即時効果の検討	山本 征孝	2015	日義肢装具会誌	介入研究	2	異なる装具	14	下肢荷重量・歩行速度	あり	KAFOで20分練習した群は歩行速度が増加した
A comparison of knee-ankle-foot orthoses with either metal struts or an adjustable posterior strut in hemiplegic stroke patients	Maeshima S	2015	J Stroke Cerebrovasc Dis	観察研究	2	異なる装具	50	機能的自立度評価法	あり	対象装具使用群は機能的自立度評価法の得点が高かった
脳卒中片麻痺者における本人用長下肢装具作製 作製群と非作製群との比較	新崎 直和	2014	理療沖縄	観察研究	2	作製の有無	47	機能的自立度評価法	不明	KAFO作製群は機能的自立度評価法の得点が高かった
重度脳卒中片麻痺患者における長下肢装具を使用した歩行訓練の効果の検討	小口 健	2012	リハ診療近畿会誌	観察研究	2	使用の有無	29	機能的自立度評価法	不明	KAFO使用群は機能的自立度評価法の得点が高かった

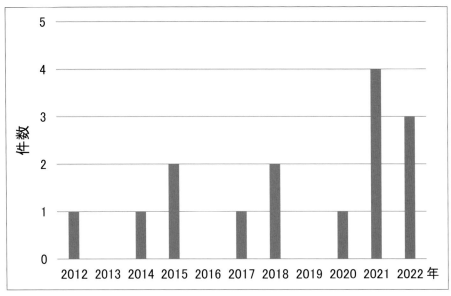

図 2. 選択文献の掲載年

群は，長かった群と比較して，FIM 利得が有意に
大きかったと報告している[8]．また，FIM 利得を
入院期間で割ったFIM効率について，新崎らによ
れば，KAFO の作製群と非作製群との群間比較で
は，FIM 効率（全項目・運動項目）において作製群
の方が有意に大きかったと報告している[9]．木村
らや高島らによれば，KAFO の使用群は不使用群
と比較して，FIM の小項目である歩行と階段の評
価の得点が有意に大きくなり[10)11]，さらに栗田ら
によれば，退院時の下肢装具の脱却割合が有意に
大きくなったと報告している[12]．このように，
KAFO の使用は患者の自立度，中でも歩行や階段
昇降の能力に影響し，さらに早期に使用開始する
ことで利得が大きくなる可能性がある．

また，Maeshima らによれば，Adjustable pos-
terior strut KAFO を処方された群は，従来型の
KAFO を処方された群と比較して，FIM 利得が
有意に大きかったと報告し[13]，澤井らによれば，
覚醒の低い重度な脳卒中片麻痺患者に対して，体
幹装具付き KAFO を歩行練習で使用することで，
覚醒が入院時に比べて入院 2，3か月後に有意に高
くなったと報告しており[14]，KAFO の種類の選択
によっても，得られる効果が異なる可能性がある．

3．介入研究

介入研究では，準ランダム化比較試験は1件の
みで，他の5件は単群に2条件の介入を行った比
較試験であった．山本らによれば，KAFO で20
分間練習した群は，練習前と比較して練習後の
AFO の歩行時で麻痺側下肢最大荷重量，歩行速
度，歩幅が有意に増加したが，AFO で20分間練
習した群では，練習前後に差は見られなかったと
報告しており，KAFO 使用の即時効果を示してい
る[15]．さらに，大鹿糠らによれば，KAFO で背屈
遊動前型無杖歩行時は背屈制限揃え型杖歩行時に
比較して，麻痺側大殿筋，大腿筋膜張筋，大腿直
筋，半腱様筋，前脛骨筋，腓腹筋内側頭の筋活動
比率が有意に高かったと報告しており[16]，理学療
法士による介助方法によっても効果が異なること
を示している．

川副らによれば，底屈制動の KAFO を使用し
た歩行は底屈制限の KAFO を使用した歩行と比
較して，足関節底屈角度と前脛骨筋の筋活動比率
が荷重応答期で有意に高かったと報告し[17]，
Murayama によれば，膝継手の屈曲可動範囲を調
整できる KAFO の1か月の継続使用後に，膝継手
を30°まで屈曲可動に設定した歩行は膝継手固定
の歩行と比較して，麻痺側内側広筋の筋活動比率

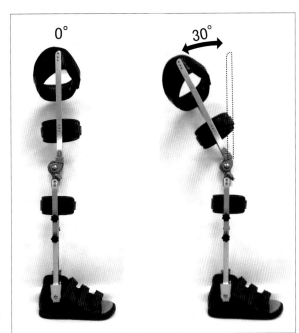

図 3.
0°固定(左)と 30°可動(右)の設定

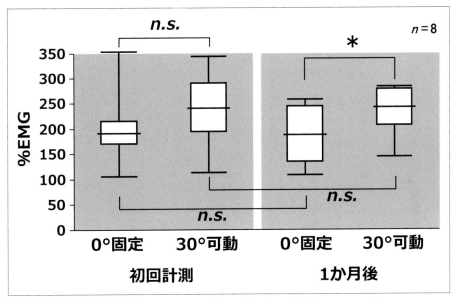

図 4. 荷重応答期における内側広筋の筋活動比(＊：p＜0.05)

が荷重応答期と立脚中期で有意に高かったと報告
しており(**図 3, 4**)[18]，KAFO の足継手や膝継手の
設定によっても効果は異なることを示している．

川口らによれば，膝継手に屈曲制御機能を有す
る KAFO は，膝継手固定の KAFO と比較して，
歩行中の麻痺側股関節伸展，外転，外旋角度の最
大値が有意に小さく，大腿直筋の筋活動比率が荷
重応答期で有意に高かったと報告し[19]，

Murayama によれば，膝屈曲遊動の KAFO に膝
伸展補助具の使用開始時と 1 週間の継続使用後
に，一般的な介助ループの使用と比較して，膝関
節屈曲角度が初期接地で有意に小さくなり，麻痺
側大腿二頭筋の筋活動比率が遊脚期で高くなった
と報告しており(**図 5, 6**)[20]，歩行中の選択的な膝
継手の固定と解除および伸展補助の効果も示して
いる．

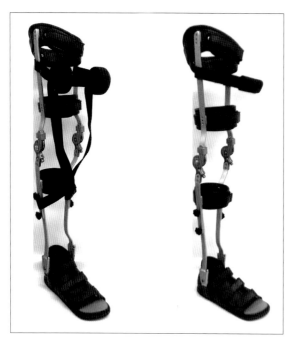

図 5.
膝伸展補助具(左)と介助ループ(右)

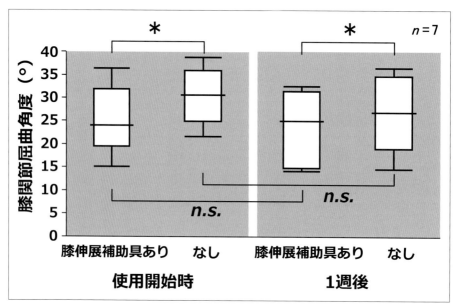

図 6. 初期接地時の膝関節角度(＊：p＜0.05)

考　察

1．エビデンスの傾向

　本調査の結果により，KAFO を使用しない場合または AFO を使用した場合と比較した KAFO の効果は，主に診療録の後方視的な観察研究による FIM の改善効果と，1 件の準ランダム化比較試験により KAFO の歩行練習の即時効果が示された.

それ以外の介入研究は，KAFO の設定や付属品および介入方法についての報告であり，KAFO の効果として示すことは難しい.

　回復段階の脳卒中患者に対して，装具を使用したランダム化比較試験は，現実的にも倫理的にも困難であるが，準ランダム化比較試験の報告は実績があり，実施が可能と考えられる. 現在，KAFO の使用の有無や AFO と比較した動作分析

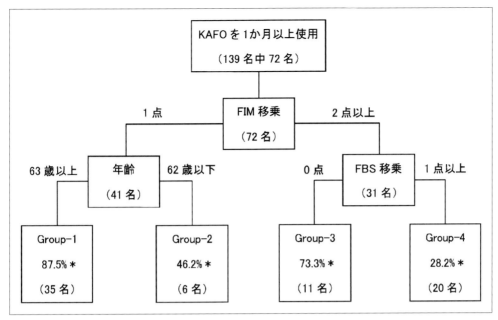

図 7. KAFO を 1 か月以上使用する確率（＊：p＜0.05）

や筋電図解析などの介入研究の報告はなく，実施が望まれる.

採用された文献は 15 件ですべての筆頭著者が日本人であった．このことは重度な運動麻痺の脳卒中患者に対して，KAFO を使用した理学療法士による積極的な介助歩行が日本独自の装具療法であると言える．採用された文献数は少ないが，近年大幅に増加していることから脳卒中患者に対する KAFO の装具療法の関心が高まっており，1～2 年後には systematic review の実施が必要になると考えられる.

2．観察研究

観察研究では，KAFO の使用は患者の自立度，中でも歩行や階段昇降の能力に影響し，さらに早期に使用開始することで利得が大きくなる可能性があることがわかった．しかし，KAFO は AFO と比べて高額なため，費用対効果を考えると製作すべきか 1～2 週間の回復状況を見てから再度検討するかなどで迷うことは多い．KAFO の処方後に完成するまでの 1～2 週間に運動機能が回復し AFO で歩行練習が可能になることもある.

筆者は，このような臨床現場での迷いから，回復期病棟入棟時の初期評価から本人用と病院の備品にかかわらず，理学療法時間中に KAFO を実際にどれくらいの期間使用したかを調査し，KAFO を 1 か月以上使用する要因について明らかにした（図 7）[21]．この研究の結果，回復期でKAFO を使用した脳卒中患者のうち，入院時のFIM 移乗が全介助で 63 歳以上の場合には，87.5％の確率で KAFO を 1 か月以上使用していた．1 か月以上使用する可能性が高い症例に対しては，検討の際に迷わずに速やかに処方ができる可能性がある.

3．介入研究

介入研究では，KAFO を使用した 2 動作前型の積極的な介助歩行は，AFO の歩行練習と比較して，即時的にその後の AFO で歩幅を大きくすることが可能で[15]，麻痺側下肢の筋活動の点からも有用であることが報告されている[16]．足継手の設定については，背屈は遊動で底屈は制動とすることで，荷重応答期の前脛骨筋の筋活動比を底屈制限に比べて，増加させる効果が報告されている[17]．荷重応答期の前脛骨筋の筋活動は，その後の AFO の歩行に極めて重要である.

これらの報告のように KAFO の有用性が報告されているが，使用上の注意点もある．大畑によれば，KAFO は膝関節の固定性が高いゆえ，その固定性に依拠した運動を学習してしまう危険性が

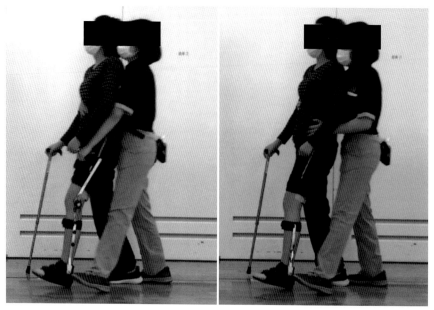

図 8. KAFO 膝継手遊動の介助歩行(左)と AFO の介助歩行(右)

あることを報告している．単症例ではあるがこの報告では，KAFO を 1 か月間継続使用することで大腿直筋とハムストリングスの筋活動が見られなくなったことを示している[22]．田中らによれば，脳卒中患者で荷重応答期に膝関節が過度に伸展を呈する歩行の特徴として，大腿四頭筋の筋活動に低下が見られたと報告している[23]．膝伸展筋に廃用性筋萎縮を生じると，その後の AFO の歩行においては，膝折れを防ぐために立脚期において膝関節を伸展位に保持する歩行戦略を取ると想定され，長期間に及べば反張膝変形を呈する可能性もあり注意が必要である．この問題に対しては，膝関節の屈曲可動範囲を調整できる膝継手を用いて 30° まで屈曲を可動させることで，荷重応答期の内側広筋の筋活動比を増加すると報告されており[18]，廃用性筋萎縮を防ぐ可能性がある．

また，膝継手に屈曲制御機能を有する KAFO は，膝継手固定の KAFO と比較して，遊脚期の股関節外転や外旋といった代償歩行を抑え，荷重応答期の大腿直筋の筋活動比が増加すると報告されている[19]．しかし，膝関節の可動範囲を調整できる膝継手や屈曲制御機能を有する KAFO は，初期接地時に膝関節が伸展しない状態で接地することもあり，結果的に立脚後期の股関節伸展角度の

減少として表れている．そこで筆者は，理学療法士の操作により遊脚終期に膝関節の伸展を促せる膝伸展補助具を考案した．この膝伸展補助具を使用することで，初期接地時の膝関節屈曲角度が減少することを確認しており[20]，膝関節の可動範囲を調整できる膝継手や屈曲制御機能を有する KAFO との併用が，有用と考えられる．

KAFO から AFO へカットダウンする時期についても注意する点がある．KAFO による膝関節の自由度の制約の点で大きな開きがあり，AFO にカットダウンすると歩行の難易度は大きく上がることになる．これにより，KAFO での積極的な 2 動作前型の介助歩行から，AFO では 3 動作や揃え型の介助歩行となり歩行速度が著しく低下することが少なくない．Dobkin らによれば，回復期の脳卒中患者に対して速い速度の歩行練習を行うことで，退院時の歩行速度が増加したと報告している[24]．そこで筆者は，KAFO から AFO へカットダウンする時期に，AFO の歩行練習に加えて KAFO の膝継手を遊動した介助歩行を 1 週間程度併用することを推奨している．これにより，歩行形態や歩行速度の変化が少ない AFO へのスムーズな移行が可能になる(図8)[25]．KAFO から AFO への設定の流れとして，膝継手固定の設定から，

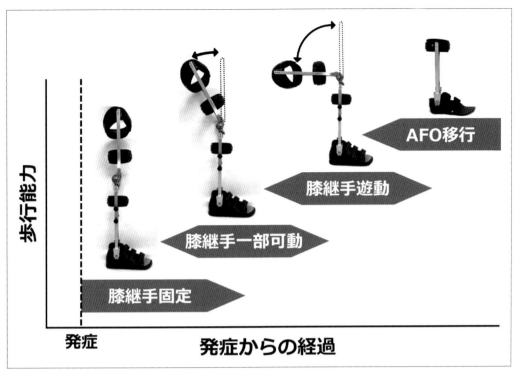

図 9. 発症からの歩行能力の回復と装具の設定

膝継手を一部可動, 膝継手遊動を経て AFO に移行していき, それぞれを併用する期間を設けることが効率の良い運動学習には望ましい(**図 9**)[25].

最後に, KAFO は継手の選定や設定, 処方時期や使用期間, その後の AFO へのスムーズな移行など多くの要因を検討する必要があり, このきめ細かな検討が各国では行われないため, 日本だからこそできる独自の装具療法なのであろう. 今後我々は, 脳卒中患者に対して KAFO を用いて積極的な介助歩行を行う装具療法について, 海外に発信していく必要がある.

文 献

1) Choo YJ, et al：Effectiveness of an ankle-foot orthosis on walking in patients with stroke：a systematic review and meta-analysis. *Sci Rep*, **11**：15879, 2021.

2) Daryabor A, et al：Effect of ankle-foot orthoses on functional outcome measurements in individuals with stroke：a systematic review and meta-analysis. *Disabil Rehabil*, **44**(22)：6566-6581, 2021.

3) 石神重信ほか：脳卒中早期リハビリテーションにおける長下肢装具の使用とその効果の考察. 日義肢装具会誌, **2**：41-47, 1986.

4) 角田　亘ほか：亜急性期以降のリハビリテーション診療. 日本脳卒中学会 脳卒中ガイドライン委員会(編), 脳卒中治療ガイドライン 2021, 265, 協和企画, 2021.

5) 伊藤克浩ほか：脳卒中理学療法ガイドライン. 一般社団法人 日本理学療法学会連合 理学療法標準化検討委員会ガイドライン部会(編), 理学療法ガイドライン 第2版, 26-27, 医学書院, 2021.

6) Ota T, et al：Difference in independent mobility improvement from admission to discharge between subacute stroke patients using knee-ankle-foot and those using ankle-foot orthoses. *J Phys Ther Sci*, **30**：1003-1008, 2018.

7) 小口　健ほか：重度脳卒中片麻痺患者における長下肢装具を使用した歩行訓練の効果の検討. リハ診療近畿会誌, **12**：27-30, 2012.

8) Sato K, et al：Early Wearing of Knee-Ankle-Foot Orthosis Improves Functional Prognosis in Patients after Stroke. *J Stroke Cerebrovasc Dis*, **31**：1-7, 2022.

9) 新崎直和ほか：脳卒中片麻痺患者における本人用長下肢装具作製の有用性　作製群と非作製群との比較. 理療沖縄, **15**：4-7, 2014.

10) 木村友亮ほか：急性期脳卒中患者における長下肢

装具を用いた歩行練習が身体機能と移動能力の長期予後に与える影響. 理療ジャーナル, **54**: 969-975, 2020.

11) 高島悠次ほか: 重度片麻痺例における急性期からの長下肢装具作製が歩行および階段昇降の予後におよぼす影響. 日義肢装具会誌, **34**: 52-59, 2018.

12) 栗田慎也ほか: 急性期病院での長下肢装具の作製が脳卒中片麻痺患者の回復期リハビリテーション病棟退院時の歩行能力に与える効果 多施設の回復期リハビリテーション病棟のデータより. 理療科, **36**: 41-45, 2021.

13) Maeshima S, et al: A comparison of knee-ankle-foot orthoses with either metal struts or an adjustable posterior strut in hemiplegic stroke patients. *J Stroke Cerebrovasc Dis*, **24**: 1312-1316, 2015.

14) 澤井康平ほか: 重度脳卒中患者の歩行練習に体幹装具付き骨盤帯両長下肢装具を用いた経験. 日義肢装具会誌, **38**: 85-89, 2022.

15) 山本征孝ほか: 急性期脳卒中患者のカットダウン可能な時期における装具療法の効果 短下肢装具と長下肢装具を比較した即時効果の検討. 日義肢装具会誌, **31**: 248-254, 2015.
   Summary 長下肢装具の歩行練習の即時効果を準ランダム化比較試験により示した唯一の文献.

16) 大鹿糠 徹ほか: 脳卒中重度片麻痺者に対する長下肢装具を使用した二動作背屈遊動前型無杖歩行練習と三動作背屈制限揃え型杖歩行練習が下肢筋活動に及ぼす影響. 東北理療, **29**: 20-27, 2017.
   Summary 現在では一般的になりつつある長下肢装具を使用した2動作前型歩行の効果を筋活動より示した文献.

17) 川副泰祐ほか: 長下肢装具の足継手の底屈制動機能の違いが脳卒中片麻痺患者の歩行に与える影響 筋電図・運動学的解析. 日義肢装具会誌, **38**: 65-73, 2022.

18) Murayama M: Knee joint movement and muscle activity changes in stroke hemiplegic patients on continuous use of knee-ankle-foot orthosis with adjustable knee joint. *J Phys Ther Sci*, **33**: 322-328, 2021.

19) 川口俊太朗ほか: 屈曲制御機能付き膝継手を使用した長下肢装具が脳卒中片麻痺者の歩行に及ぼす影響. *Jpn J Rehabil Med*, **58**: 86-94, 2021.

20) Murayama M: Effectiveness of a knee-ankle-foot orthosis with a knee extension aid in gait training for stroke patients. *Jpn J Compr Rehabil Sci*, **12**: 32-37, 2021.

21) 村山 稔ほか: 脳卒中片麻痺患者の長下肢装具を使用する訓練期間の予測. 日義肢装具会誌, **30**: 91-95, 2014.

22) 大畑光司: 歩行獲得を目的とした装具療法. 理療ジャーナル, **51**: 291-299, 2017.

23) 田中惣治ほか: 片麻痺者の歩行パターンの違いによる歩行時の筋電図・運動力学的特徴. バイオメカニズム, **23**: 107-117, 2016.

24) Dobkin BH, et al: International randomized clinical trial, stroke inpatient rehabilitation with reinforcement of walking speed (SIRROWS), improves outcomes. *Neurorehabil Neural Repair*, **24**: 235-242, 2010.

25) 村山 稔: 脳卒中患者の歩行練習に使用する下肢装具設定の工夫. 日義肢装具会誌, **38**: 216-220, 2022.

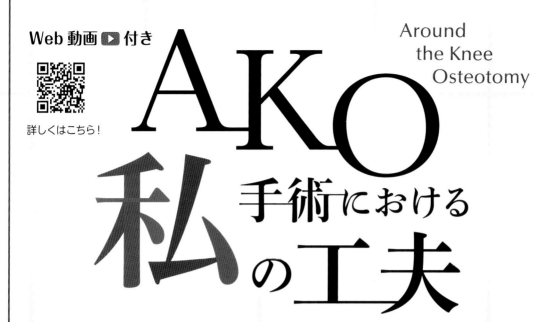

Web 動画 ▶ 付き

詳しくはこちら！

AKO

私 手術における の工夫

Around
the Knee
Osteotomy

34本の詳細な手技動画付き！！

膝周囲骨切り術のスペシャリスト達が豊富な経験から
生み出した手術の創意工夫を動画とともに披露。
新しい発見はもちろんのこと、「困ったな」の答えが
きっと見つかります。

編集　竹内良平

2023 年 5 月発行
B5 判 152 頁
定価 7,480 円
（本体価格 6,800 円＋税）

Contents

 全日本病院出版会　〒113-0033 東京都文京区本郷 3-16-4　Tel：03-5689-5989
www.zenniti.com　　　　　　　　　　　　　　　　　　Fax：03-5689-8030

特集／知っておくべき！治療用装具・更生用補装具の知識の整理

膝装具

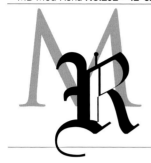

昆　恵介*

Abstract　　前十字靱帯再建術後の装具療法で求められる機能は，再建靱帯の保護が主となるが，これまでに報告された文献情報においては，ACL 再建術後の装具療法はネガティブな報告が多かった．しかしながら，実際に処方されている膝装具の構造自体が脛骨の前方移動を抑制できる構造にはなっておらず，結果として装具療法に有益でないとする文献が多いことが示唆された．

変形性膝関節症に対する装具療法で求められる進行予防を目的とした機能は，内反スラストを抑制することである．結果的に前額面上の膝関節外部内反モーメント（KAM）を増加させ，症状を助長していく．

膝装具は内反スラストおよび KAM の抑制には効果的ではなく，また強い外反矯正では装具の装着コンプライアンスが不良である．一方で外側ウェッジインソールは，統計学的有意差はあるものの，内反スラストのある対象者には効果が期待できないことが示唆された．また短下肢装具は内反スラストの抑制に寄与し，KAM の減少効果があることが示唆された．

Key words　前十字靱帯損傷（anterior cruciate ligament injury），変形性膝関節症（osteoarthritis），膝装具（knee orthosis）

はじめに

膝関節は大腿骨内・外顆部と脛骨顆部，膝蓋骨で構成され，脛骨大腿関節と膝蓋大腿関節に分けられる．前者は人体最大の荷重関節であり，股関節のように臼蓋に骨頭部が収納されている安定した関節とは違い，形態学上非常に不安定である．膝関節の安定に寄与しているのは前・後十字靱帯と内・外側側副靱帯および半月板，関節包，筋などの軟部組織による支持機構で安定性を得ている．したがって，スポーツなどの激しい動作によってこれらの安定化機構組織に損傷を生じやすく，また疾患が誘因となり膝関節を構成する支持機構に破綻を生じたりする．

本稿では，運動器疾患の中でも特にスポーツ外傷で多発する前十字靱帯損傷（anterior cruciate ligament injury）（以下，ACL 損傷）に対する装具と，疾患が誘因となって膝安定化機構が破綻する変形性膝関節症（osteoarthritis of the knee）（以下，OA 膝）に対する装具について述べる．

ACL 損傷に対する装具について

1．バイオメカニクスに基づいた装具に必要な機能

ACL 損傷に対する装具の目的は靱帯損傷後の治療に介入するための道具として活用される．特に再建した靱帯が正常な膝の機能にリモデリングをしながら治癒していく過程において，再建靱帯の保護が大きな目的となる．

一般的には断裂した ACL に代替する自家腱な

* Keisuke KON，〒 006-8585 北海道札幌市手稲区前田 7 条 15-4-1　北海道科学大学保健医療学部，教授

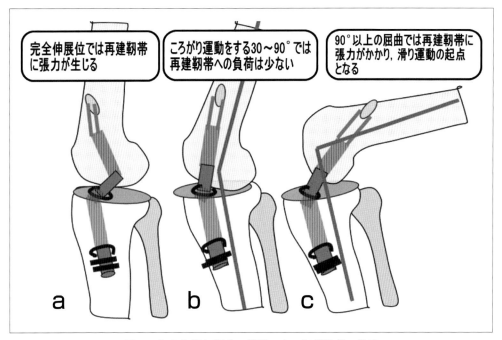

図 1. 転がり滑り運動の影響による靱帯負荷の様子
a：完全伸展時
b：屈曲 30°
c：屈曲 90°

どを大腿骨と脛骨に開けた骨トンネルを通して，ステープルやスクリューなどで固定する．再建靱帯は一重束であれ二重束であれ，極力解剖学的位置に近い位置に穴を開けて再建する必要がある．再建術に際しては膝関節を屈曲位にした状態で行うため，再建した時の膝関節角度の状態が最も再建靱帯に負荷がかからないことになる．

　正常な膝関節（健常膝）の機能解剖において，脛骨大腿関節の各々の関節面を比べると，大腿骨関節面の方が，脛骨関節面と比較して，約 2 倍程度の長さがある．このように 2 つの異なった長さの関節面が屈伸運動を行うために，転がり滑り運動を行い滑走距離の帳尻合わせを行っている．完全伸展位から屈曲 90° くらいまでは転がり運動主体であるが，90° を過ぎると ACL の張力が起点となって滑り運動主体に転じる[1]．屈曲の最終段階では滑り運動だけになるのが健常膝の特徴である．

　一方で ACL 再建術後の膝では，屈曲位で骨トンネルを開けている関係上，図 1 のように屈曲 30° からの伸展運動では再建靱帯に張力がかかり

（図 1-a），屈曲 30° 〜90° の範囲では転がり運動主体の動きであるため，比較的再建靱帯に負荷は生じない（図 1-b）．しかしながら，屈曲 90° 以上になると，再建靱帯には大きな張力が生じ，滑り運動の起点となり，再建靱帯には大きな負荷を生じてしまう（図 1-c）．

　梅野らの報告[2]によると，脛骨の前方変位量は膝屈曲角度によって大きくなることが報告されている．図 2 は健常膝に対して行った歩行周期中の脛骨前方変位量を示している．結果を見ると非牽引の場合では，遊脚相に脛骨部の前方変位量が 25±6 mm 程度ある．これらから地面から足が浮いている開放性運動連鎖（open kinetic chain；OKC）では，閉鎖性運動連鎖（closed kinetic chain；CKC）と比較して脛骨前方移動量が大きいと考えられる．ただし装具装着下のリハビリテーションにおいて，OKC か CKC のどちらが有利かということには差がないことも報告[3]されている．

　動物を用いた自家腱による再建術後の実験では，健常膝と比較して 1 年後には最大で 256% 再

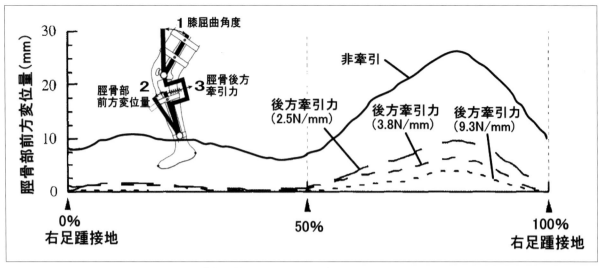

図 2. 1 歩行周期における脛骨部前方変位量の関係の 1 例

（文献 2 より改変引用）

建靱帯が弛緩したことが報告されている[4)5)]．つまり装具であれ筋力トレーニングを含めたリハビリテーションであれ，何もリハビリテーションを実施しない再建靱帯は時間とともに弛緩することを示唆するものである．

図 2 の実験用装具は脛骨をバネによって後方牽引できるようにしたものであり，装具によって脛骨部を後方牽引する力が大きいほど，遊脚相の脛骨部の前方変位量は抑制されているのがわかる．梅野ら[2)]は X 線下でも脛骨後方牽引が脛骨前方変位量を減少させることを示唆しており，この結果は Andriacchi ら[6)]も同様の変位量であることを報告している．

健常膝ですら膝屈曲に伴って脛骨の前方変位量が増加することを示唆するものであり，ACL 損傷膝では，なお変位量が大きくなると考えられる．

再建靱帯に張力が生じると，再建靱帯が伸びたり，骨トンネル出口で固定しているステープルやスクリューが緩むことになるため，骨トンネルが閉じるまでの期間において，膝関節の可動域は 30°〜90°の範囲だけを許容するというのはバイオメカニクス的観点からは腑に落ちる．しかしながら骨トンネルは最初の 3 か月で徐々に拡大し，最終的に骨トンネルが閉じるまでには 3 年程度かかるとされる[7)]．したがって，再建靱帯に負荷を掛

けないという本質的な原則に基づいた"極論"で考えると，術後 3 年間においては，膝関節の完全伸展をさせないことと，深屈曲をさせないことが望ましいことになる．

2．ACL 損傷に対する装具療法のエビデンス

理屈から言えば前述したように 3 年間は 30°〜90°の範囲でのみ可動を許容することが理想であるが，実際には，最初の 3 か月の間に再建靱帯の細胞壊死も同時進行で生じてしまうため，どちらにしても再腱術後の張力を維持するのは困難となる．加えて可動域制限の期間が長引けば関節拘縮や廃用性萎縮なども合併してしまうため，早期から CPM（continuous passive motion）と呼ばれる持続的他動運動装置を活用して関節拘縮を予防するとともに，装具の角度調整によって徐々に可動域を拡大した状態でトレーニングを行っていくのが現状である．

ACL 再建術後の装具による効果についてはシステマティックレビューを含めて報告が散見される[8)〜11)]．RCT（randomized controlled trial）では，**図 3** のような ACL 用硬性装具を装着した 76 膝とネオプレン製の膝サポータを装着した 74 膝の 2 群に分け，6 週間ごとに 2 年間にわたって評価された．結果として 1 年および 2 年のいずれの時点においても，脛骨の前方移動量（KT-1000 による計

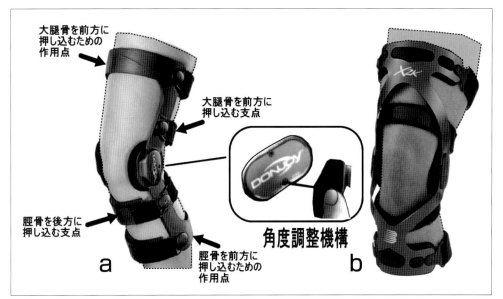

図 3．ACL 用膝装具と 4 点支持の原理
a：Donjoy 社製 ACL 用膝装具
b：Breg 社製 X2K 膝装具

測)に有意差を認めなかったと報告している[12].

　ACL 再建術後に装具装着の有無による効果についての 11 の RCT をまとめたシステマティックレビューでは，ACL 再建術後の可動域，膝の前後安定性，再受傷予防，疼痛などに関して，ACL 用の硬性装具の非装着と比較して有意に改善されるといった報告はなかった[13].

　これらの ACL 再建術後の装具療法に関するシステマティックレビューにおいては，装具装着は再建靱帯の弛緩予防には効果的ではないというのが結論となるが，それぞれの報告[8]~[11]においては，バイアスを否定できないことも示唆しており，この結果をもって ACL 再建術後の装具療法に意味はないとするのは時期尚早かもしれない.

3．膝装具療法の今後について

　ここからは筆者の展望になるが，システマティックレビューに掲載されている各研究機関で実施された RCT で扱っている装具を見ていくと，図 3 に示すように角度調整が可能であり，治療が経過するに伴って可動域範囲を拡大することができる装具を利用している．これらの装具は 4 点支持の原理に基づき，脛骨の前方変位を抑制するものであるが，いずれの装具も生体の膝関節瞬間回転中心に追従するようにするために装具軸が 2 軸になっていることが多い.

　システマティックレビューやガイドラインでは，ACL 再建術後に装具を用いることは推奨されていないが，これは，現存する図 3 のような装具自体が脛骨前方変位量を抑制するものではないからだと考える．4 点支持の原理はうたっているものの，実際には下腿部と大腿部の周径に合わせて装具がずれ落ちないように締め付けるバンドとも言える.

　梅野らの報告[2]で示している実験用装具における非牽引の条件(図 2)は，装具非装着のデータではなく，装具装着下において，脛骨の後方牽引装置で牽引をしていないデータになる．つまり，非牽引の波形は，現存する図 3 のような装具を装着した場合を想定しているわけであるが，この場合では，膝屈曲と連動して脛骨の前方変位が増加している．一方で後方牽引装置によって脛骨を後方に牽引する力が大きいほど，前方変位量が減少している．これらの結果から，膝屈曲に伴って脛骨を後方に牽引するような機構がついていない現存装具で RCT を実施しても効果がないのは当然の結果とも言える.

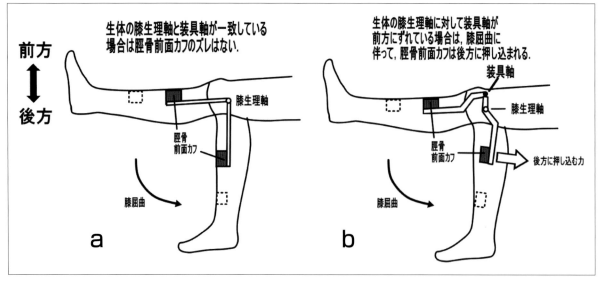

図 4. 装具の軸のズレの影響
a：生理軸と装具軸が一致している場合
b：生理軸に対して，装具軸が前方にある場合

義肢装具教育における教本[14]などで示される膝継手の正しい位置は，膝関節の生理軸と一致させる目的で，前額面上では膝関節裂隙と内転筋結節の中点であり，矢状面においては，前後径の1/2と後ろ1/3の中点に設置することとされ，義肢装具士はその位置に合わせて適合調整を実施していく．そのため生体の膝生理軸と装具軸が一致している場合は，**図4-a**のように脛骨前面カフはずれることはない．しかしながら，**図4-b**のように生理軸よりも装具軸が前方に位置しているケースでは，脛骨前面部は膝屈曲に伴って後方に押し込まれるようになる．

これらのことから，今後は脛骨を後方牽引する装置がついている膝装具が広く普及していくか，あるいは，装具装着適合時に膝継手軸の位置を生体生理軸よりも，やや前方に意図的に位置させるようなフィッティングをさせ，そのような装具を使ったRCTで検証していくことが今後は望ましいと考える．

OA膝に対する装具について

1．装具に必要な機能

OA膝による疼痛や拘縮，関節動揺性，内反スラストと呼ばれる立脚相における膝の横ぶれなどは運動力学を変化させる．これらは，しばしば床反力などの外力による膝関節外部内反モーメント（knee adduction moment；KAM）を増大させ，関節変形の進行や，関節機能障害を増悪させる要因となる．

OA膝の複数の機械的要因とOA膝の関連性を699人を対象としたコホート研究の報告[15]において，肥満で膝伸展筋力が弱く，膝の可動域制限もあって内反スラストがある人が，OA膝の発症リスクが高いと報告されている．特に内反スラストが高いオッズ比を示しており，内反スラストがあるOA膝では，症状進行に大きく寄与していることを示唆していた．したがって，装具に求められる機能は内反スラストを抑制する機能であることを意味する．

2．内反スラストのバイオメカニクス

正常歩行においては，初期接地から荷重応答期間にかけて，**図5-a，b，図6**のように，足部は回内し，それに伴って下腿と大腿は内旋する上行性の運動連鎖が生じ，膝関節は進行方向に移動していく．一方で内反スラストがあるOA膝では，足部回内に伴って下腿は外旋する逆運動連鎖が生じる（**図6-c**）．結果として膝関節は外側へ移動し，内反スラストとなる[16]．この時，**図6-a**のように

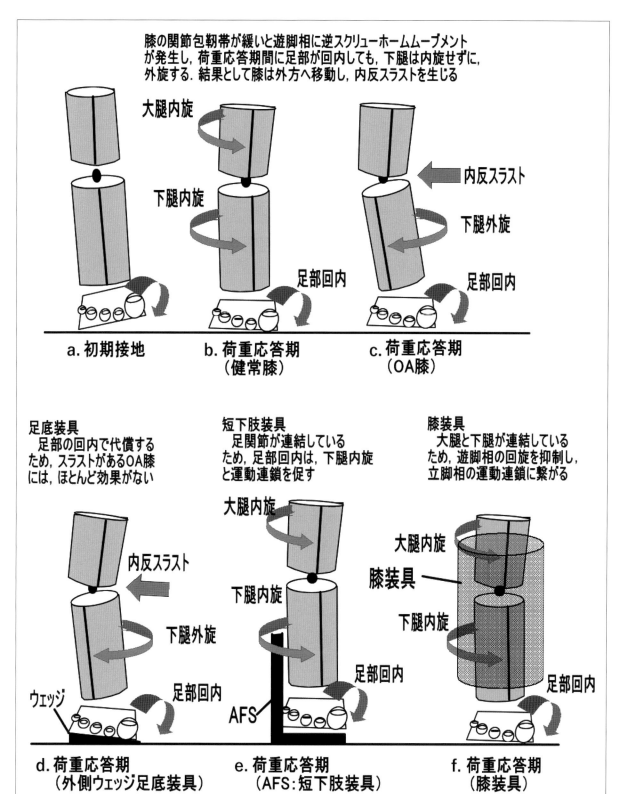

膝の関節包靭帯が緩いと遊脚相に逆スクリューホームムーブメントが発生し、荷重応答期間に足部が回内しても、下腿は内旋せずに、外旋する。結果として膝は外方へ移動し、内反スラストを生じる

図 5. 内反スラストのメカニズムと各種装具の効果

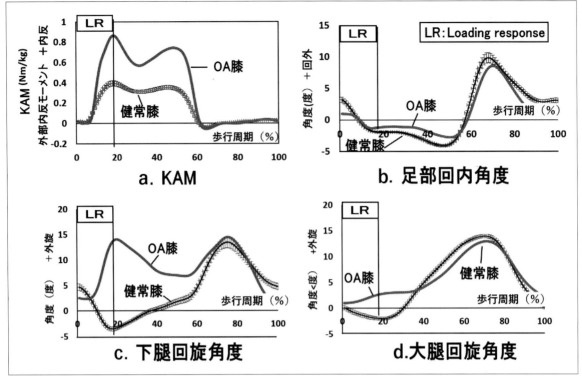

図 6. 健常膝と内反スラストがある OA 膝の比較

OA 膝の KAM は健常膝の 2〜3 倍程度のモーメントを生じている[16)17)].

OA 膝では関節包靭帯が緩むことがあり，正常なスクリューホームムーブメント（screw home movement；SHM）が生じず，逆 SHM（膝伸展に伴って下腿は大腿に対して内旋運動をする）が生じることが報告[18)]されている．また OA 膝に対して装具が処方された 404 脚のうち，正常な SHM が見られなかった OA 膝は 44％あったことが報告[19)]されている．これらのことから，内反スラストが見られる OA 膝は全体の 40％程度は存在することを示唆するものである．

歩行周期中の遊脚後期において，膝関節は伸展しながら次の着床に備える．この時に，健常膝では SHM が働くため，着床直前では大腿に対して下腿は外旋した状態で初期接地を迎える．そのため荷重応答期に下腿がそれ以上外旋する余地を残さないため，足部回内に伴って下腿は内旋方向に誘導されることになる．

一方で内反スラストがある OA 膝では，関節包靭帯が緩いため，遊脚後期の膝伸展に伴って逆 SHM が働き，大腿に対して下腿は内旋した状態で初期接地を迎える．したがって下腿が外旋する余地を残した状態で着床を迎えてしまう．結果として荷重応答期に下腿は外旋し（図 5-c），膝関節は外方へ移動していくことになる．これが内反スラストの機序である．

3．OA 膝に対する装具療法のエビデンス

OA 膝に対しては外側ウェッジインソール（図 7-a）や膝装具（図 7-c）を処方されることが多く[16)]，短下肢装具（図 7-b）の処方は 2023 年現在，国内では極めて少ないのが現状である．

1）足底装具について

変形性膝関節症ガイドライン[20)〜22)]によれば，外側ウェッジインソールを用いることに対しては推奨グレード B（科学的根拠があり足底装具を用いることをすすめられる）とあり，エビデンスレベルは 1（systematic review and meta-analysis）と最もエビデンスレベルが高いとされる．システマティックレビューとメタ分析は 2016 年に Arnold ら[23)]によってまとめられている．結論から述べると，外側ウェッジインソールの装着によっての効

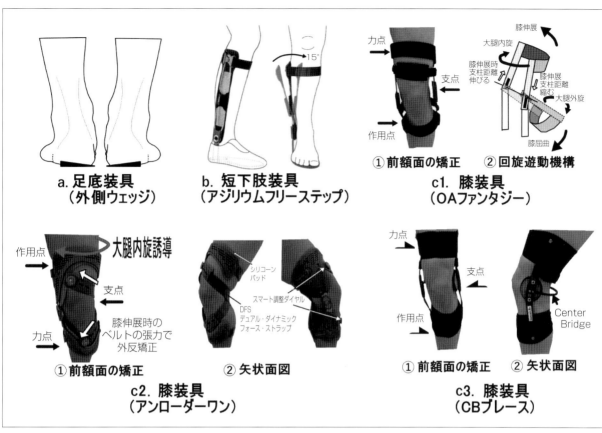

図 7. OA 膝用の各種装具

果は疼痛スコアを有意に減少させる効果があり，結果的に日常生活の活動度が高まることも報告されている．一方で kinematics の観点から見ると，関節モーメントの変化は短期的な即時効果はなく，長期的な観察でも，極わずかな減少（平均で 0.03 Nm/kg）で膝関節の内反角の減少（SMD：0.14）もわずかである．図 6-a を見てもらえばわかるが，健常者の関節モーメントにおけるファーストピークは 0.4 Nm/kg であるが，内反スラストが見られる OA 膝では，0.9 Nm/kg である．外側ウェッジインソールによって 0.03 Nm/kg の減少を満たしたとしても健常者の関節モーメントまで減弱させることは困難であることがうかがえる．このようなことから，外側ウェッジインソールの効果はエビデンスレベルが高く，外的妥当性は高いものの臨床的な効果に関しては懐疑的である見方が強いのが現状である．

2）短下肢装具について

2016 年には国内で初めて図 7-b に示すようなオットーボック社製の Agilium FreeStep（以下，AFS）の販売が開始された．この AFS は質量が約 350 g あり，下腿部外側に位置する φ5 mm のステンレス製の支柱は図 7-b-右 のように前額面上で内外転方向に無段階で 15°の調整が可能である．AFS は欧米人での研究成果は報告[24]～[30]されており，立脚相における膝関節モーメント減少および疼痛スコアの改善が認められている．国内では 2023 年現在では普及にいたっておらず，臨床研究も少ないのが現状である．

AFS の機能は，初期接地から荷重応答期に足部回内に伴って下腿を内旋方向に誘導させる装具であり，継続利用をすることで運動学習効果を高め，副次的効果として疼痛スコアの減少と関節モーメントの低下を行う装具であると言える．結果的には足底圧中心を外側に変位させ[28]，床反力

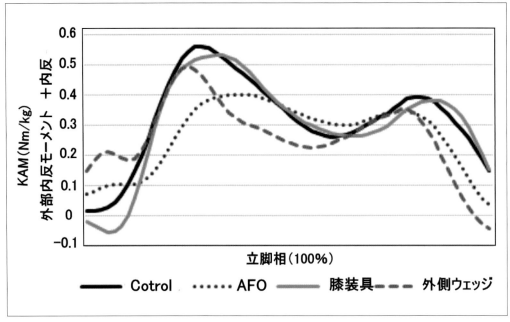

図 8. OA 膝用の各種装具の KAM の比較

（文献 37 より改変して引用）

作用線が外側に移動[25]することで，関節モーメントを減少させているものである．AFS は内反スラストの抑制には非常に効果的であり，膝装具のように装具のずれ落ちもなく，永続的な装具装着をしなくても良いことから，積極的な利用が望まれる．

3）膝装具について

変形性膝関節症ガイドライン[20]~[22]によれば，膝装具を用いることに対しては推奨グレード B とあり，エビデンスレベルは 1 と最もエビデンスレベルが高いとされる．Meta 分析は 2015 年に Moyer ら[31]による meta 分析によってまとめられ，OA 膝の治療に関するシステマティックレビューは Zhang ら[32]~[34]によってまとめられている．結論から述べると，膝装具の効果はわずかな疼痛軽減効果（SMD：0.33）があるだけであり，関節モーメントの効果については個別の症例報告はあるものの RCT がないために meta 分析がされていなかった．

また，外反矯正された膝装具の装着は 12 か月後には治療効果はあるものの，およそ 42％の対象者が装具装着を離脱していることが報告[35]されており，継続利用するコンプライアンスは低いのが現状である．

OA 膝に対する膝装具の古典的な考え方は，**図 7-c** のように内反変形した膝を外反位に前額面上で矯正をかけるというものである．しかしながら，これらの膝装具の前額面上の矯正力を比較すると，その力は極めて弱く，3 点支持の矯正力を発揮していないことが明らかとなっている[36]．

3．OA 膝に対する各種装具の役割

OA 膝に対して，各種装具が KAM にどのように影響を及ぼすのか報告した論文[37]では，**図 8** のように二峰性波形のファーストピークに着目すると，外側ウェッジ（**図 7-a**）では，コントロール条件と比較して，9％有意に KAM を減少させる効果があったが，膝装具（**図 7-c2**：アンローダーワン）では統計学的有意差を認めなかった．一方で AFO（**図 7-b**）では，27％有意に KAM を低減させていた．

またセカンドピークに着目すると，外側ウェッジは，コントロール条件と比較して 10％有意に KAM を減少させたが，膝装具および AFO でも統計学的有意差を認めていなかった．

足底装具はファーストピーク時点（荷重応答期）では，コントロール条件と比較して 0.09 Nm/kg の減少効果があるが，臨床的にはごくわずかであ

る．これは**図 5-d** に示すように，荷重応答期にお
いて，下腿外旋を抑えられないので内反スラスト
がある OA 膝には，より効果が低いことを示唆し
ている．一方でセカンドピーク時には，10％の低
減効果が認められているが，数値に換算すると
0.02 Nm/kg 程度しかなく，臨床的意義は小さい
と考える．

　一方で AFO は下腿と足部が連結しているため
（**図 5-e**），上行性の運動連鎖が生じやすくなった
結果として，ファーストピークの減少に寄与して
いると考えられる．膝装具では，大腿と下腿部を連
結（**図 5-f**）しているので，内反スラストをある程
度抑制できると考えられるが，KAM に対する効
果としては統計学的有意差をもって効果があると
は言えない．

おわりに

　膝周辺の運動器疾患に対する装具療法としてレ
ビューした結果を以下にまとめる．
① ACL 再建術後の膝装具は，生体の生理軸に適
　合した膝装具では，ACL の前方変位を抑制す
　る効果がない．
② OA 膝に対する膝装具は KAM を減少させる効
　果はないが，大腿と下腿を連結することによっ
　て遊脚相の膝の回旋動態を安定化させる．
③ OA 膝に対する足底装具は，内反スラストがあ
　る対象者には効果が期待できないが，内反スラ
　ストのない対象者には非常に小さな KAM 減
　少効果がある．
④ OA 膝に対する短下肢装具は，荷重応答期の内
　反スラストを抑制し，KAM のファーストピー
　クを減少させる．

　本稿のまとめは以上となるが，ACL 再建術後の
膝装具は現状としてはエビデンスレベルが低い
が，今後，装具軸を意図的に生理軸から前方に
セットするなど脛骨を後方に牽引する装具を活用
した RCT 研究によって治療成績が改善する可能
性も示唆される．また OA 膝に対しては，前額面
からの矯正ではなく，回旋をどのようにコント
ロールするかが，キーになると思われる．

文　献

1）加倉井周一ほか：成人膝関節疾患．新編 装具治
　療マニュアル，医歯薬出版，245-262，2009.
2）梅野貴俊ほか：脛骨後方牽引機構を備えた前十字
　靭帯損傷用膝装具の動的機能評価，日義肢装具会
　誌，**21**：218-224，2005.
　Summary　後方牽引装置付きの膝装具が脛骨前方
　変位量を抑制することを 3D 計測や X 線計測を実
　施して装具の効果を示した論文である．
3）日本整形外科学会・日本関節鏡・膝・スポーツ整
　形外科学会：前十字靭帯（ACL）損傷診療ガイドラ
　イン 2019（改訂第 3 版），南江堂，760-761，2019.
4）Butler DL, et al：Biomechanics of cranial cruci-
　ate ligament reconstruction in the dog Ⅱ. Mec-
　hanical properties. *Vet Surg*, **12**：113-118, 1983.
5）Gronley JK, et al：Gait analysis techniques：
　Rancho Los Amigos hospital gait laboratory.
　Phys Ther, **64**：1831-1838, 1984.
6）Andriacchi TP, et al：A point cluster method for
　in vivo motion analysis：applied to a study of
　knee kinematics. *J Biomech Eng*, **120**：743-749,
　1998.
7）Vadalà A, et al：The effect of accelerated, brace
　free, rehabilitation on bone tunnel enlargement
　after ACL reconstruction using hamstring ten-
　dons：a CT study. *Knee Surg Sports Traumatol
　Arthrosc*, **15**：365-371, 2007.
8）Knapik DM, et al：Functional bracing following
　anterior cruciate ligament reconstruction：A
　critical analysis review. *JBJS REV*, **9**：e21, 2021.
9）Ma R, et al：The role of bracing in ACL inju-
　ries：The current evidentiary state of play. *J
　Knee Surg*, **35**：255-265, 2022.
10）Marois B, et al：Can a Knee Brace Prevent ACL
　Reinjury：A Systematic Review. *Int J Environ
　Res Public Health*, **18**：7611, 2021.
11）Yang XG, et al：The effect of knee bracing on
　the knee function and stability following ante-
　rior cruciate ligament reconstruction：a system-
　atic review and meta-analysis of randomized
　controlled trials. *Orthop Traumatol Surg Res*,
　105：1107-1114, 2019.
12）Birmingham TB, et al：A randomized controlled
　trial comparing the effectiveness of functional
　knee brace and neoprene sleeve use after ante-
　rior cruciate ligament reconstruction. *Am J
　Sports Med*, **36**：648-655, 2008.
13）Wright RW, et al：Bracing after ACL recon-
　struction：a systematic review. *Clin Orthop*

Relat Res(1976-2007), **455**：162-168, 2007.

14) 日本義肢装具学会：下肢装具. 装具学第4版, 医歯薬出版, 58, 2016.

15) Omori G, et al：Association of mechanical factors with medial knee osteoarthritis：a cross-sectional study from Matsudai Knee Osteoarthritis Survey. *J Orthop Sci*, **21**：463-468, 2016.

16) 昆　恵介ほか：装具療法. 人工膝関節全置換術の理学療法, 文光堂, 266-283, 2018.
Summary　OA膝に対して，各種装具のバイオメカニクスについて本稿よりもより詳細に記載しているので是非参照していただきたい.

17) Shimada S, et al：Effects of disease severity on response to lateral wedged shoe insole for medial compartment knee osteoarthritis. *Arch Phys Med Rehabil*, **87**：1436-1441, 2006.

18) 石井慎一郎：膝関節能動伸展運動におけるスクリューホームムーブメントの動態解析, 国際医療福祉大学, 2008.

19) 永延良平：変形性膝関節症用装具対象者におけるScrew Home Movementの調査. 日本義肢装具士協会学術大会抄録集, 2019.

20) 津村　弘：変形性膝関節症の管理に関するOARSI勧告OARSIによるエビデンスに基づくエキスパートコンセンサスガイドライン(日本整形外科学会変形性膝関節症診療ガイドライン策定委員会による適合化終了版). 日内会誌, **106**：75-83, 2017.

21) 木藤伸宏ほか：変形性膝関節症 理学療法診療ガイドライン. 理療学, **43**：204-209, 2016.

22) 川口　浩：変形性膝関節症の治療ガイドライン. *Geriatr Med*, **48**：307-314, 2010.

23) Arnold JB, et al：Lateral Wedge Insoles for Reducing Biomechanical Risk Factors for Medial Knee Osteoarthritis Progression：A Systematic Review and Meta-Analysis. *Arth Care Res*, **68**：936-951, 2016.

24) Menger B, et al：Effects of a novel foot-ankle orthosis in the non-operative treatment of unicompartmental knee osteoarthritis. *Arch Orthop Trauma Surg*, **136**：1281-1287, 2016.

25) Fantini Pagani CH, et al.：Effect of an ankle-foot orthosis on knee joint mechanics：A novel conservative treatment for knee osteoarthritis. *Prosthet Orthot Int*, **38**：481-491, 2014.

26) Schmalz T, et al：The effect of orthoses on biomechanical gait parameters in medial knee compartment osteoarthritis：Comparison of KO and AFO principles. *Gait & Posture*, **57**：128, 2017.

27) Petersen W, et al：Konservative Optionen zur Beeinflussung der Beinachse bei medialer Gonarthrose：Was bringen Einlagen und Orthesen? *OUP*, **4**：620-628, 2015.

28) Schmalz T, et al：The influence of sole wedges on frontal plane knee kinetics, in isolation and in combination with representative rigid and semi-rigid ankle-foot-orthoses. *Clin Biomech*, **21**：631-639, 2006.

29) Brouwer RW, et al：Braces and orthoses for treating osteoarthritis of the knee. *Cochrane Database Syst Rev*, **1**：CD004020, 2005.

30) Birch S, et al：Controlled trial of Japanese acupuncture for chronic myofascial neck pain：assessment of specific and nonspecific effects of treatment. *Clin J Pain*, **14**：248-255, 1998.

31) Moyer RF, et al：Valgus Bracing for Knee Osteoarthritis：A Meta-Analysis of Randomized Trials. *Arthritis Care Res*, **67**：493-501, 2015.

32) Zhang W, et al：OARSI recommendations for the management of hip and knee osteoarthritis, Part Ⅱ：OARSI evidence-based, expert consensus guidelines. *Osteoarthritis Cartilage*, **16**：137-162, 2008.

33) Zhang W, et al：OARSI recommendations for the management of hip and knee osteoarthritis：part Ⅲ：Changes in evidence following systematic cumulative update of research published through January 2009. *Osteoarthritis Cartilage*, **18**：476-499, 2010.

34) Zhang W, et al：OARSI recommendations for the management of hip and knee osteoarthritis, part Ⅰ：critical appraisal of existing treatment guidelines and systematic review of current research evidence. *Osteoarthritis Cartilage*, **15**：981-1000, 2007.

35) Brouwer R, et al：Brace treatment for osteoarthritis of the knee：a prospective randomized multi-centre trial. *Osteoarthritis Cartilage*, **14**：777-783, 2006.

36) 昆　恵介ほか：変形性膝関節症用膝装具における矯正力の比較. POアカデミージャーナル, **29**：107-114, 2021.
Summary　OA膝用の膝装具の前額面上の3点支持の矯正原理が働いていないことを示した論文である.

37) Mauricio E, et al：Acute effects of different orthotic interventions on knee loading parameters in knee osteoarthritis patients with varus malalignment. *Knee*, **25**：825-833, 2018.

MB Med Reha **No.292**：**53-60**, 2023

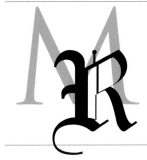

特集／知っておくべき！治療用装具・更生用補装具の知識の整理

脳卒中患者に対する短下肢装具

川手信行*1　正岡智和*2　飯田　守*3

　Abstract　脳卒中片麻痺患者への短下肢装具(AFO)は，主に麻痺足に対する機能補助や歩行能力向上に用いられる．メタアナリシス研究では，歩行時の足関節の背屈角度を増加させ，歩行速度の改善，歩行耐久性の改善が期待できると報告がある．脳卒中では早期からのKAFOを利用した歩行訓練が推奨されており，AFOへのカットダウンの時期やAFOでの歩行では①膝折れをせず二動作前型歩行であること，②TLAが保たれていること，③ICの踵接地が可能であること，④立脚期での膝ロッキングやextension thrust patternを認めないこと，⑤足関節のrocker機能が見られることなどに注意する．AFOは日常生活で使用する装具であり，生活期でも劣化や破損などの装具自体の変化や痙縮・関節変形など身体の変化によってAFOの不適合が生じる．「変化」に気づき，放置せず，装具外来などにつなげることが重要である．脳卒中患者の異常歩行による二次的合併症を減らし，歩行能力を向上させるために，装具療法は欠かすことのできない治療である．

　Key words　短下肢装具(ankle foot orthosis；AFO)，脳卒中(stroke)，痙縮(spasticity)，歩行(gait)，反張膝(back knee)

はじめに

　短下肢装具(ankle foot orthosis；AFO)は，下腿部から足底における構造を持ち，足関節の動きを制御する装具である(**表1**)．AFOは，足部骨折の固定や足関節拘縮の予防・矯正などの目的の他，PTB(patella tendon weight bearing)-AFOなど，足部の骨折や壊死，潰瘍などで体重の支持性が失われた場合に，主に膝蓋靱帯部分で体重を支えることで，それ以下の足部への荷重を免荷する目的で用いられるものもある．リハビリテーション医学の分野でAFOが用いられるのは，主に下肢麻痺に対する体重支持の向上と歩行能力の改善を目的に用いられる場合が多い．麻痺には弛緩性麻痺と痙性麻痺があるが，麻痺の重症度や痙

表1．短下肢装具の分類

短下肢装具　ankle foot orthosis(AFO)
・両側金属支柱付き短下肢装具 　metal upright ankle foot orthosis
・プラスチック短下肢装具 　plastic ankle foot orthosis
・足継手付きプラスチック短下肢装具 　articulated plastic ankle foot orthosis
・モールド足部付き短下肢装具 　ankle foot orthosis with plastic shoe insert
・軟性短下肢装具 　soft ankle foot orthosis
・PTB免荷装具 　PTB ankle foot orthosis

（日本工業規格 JIS T 0101：2015年）

縮の有無や強度によってAFOの選択，工夫が必要である．今回は，痙性麻痺をきたす代表的な疾

---

*1 Nobuyuki KAWATE, 〒227-8518 神奈川県横浜市青葉区藤が丘2-1-1　昭和大学藤が丘リハビリテーション病院，リハビリテーション医学講座，主任教授
*2 Tomokazu MASAOKA, 同上，講師
*3 Mamoru IIDA, 同上，助教

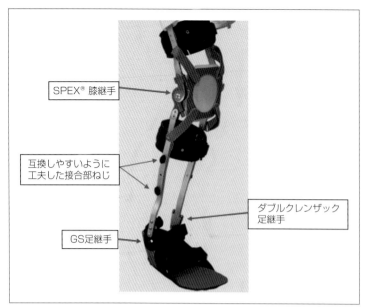

図 1.
AFO にカットダウン可能な KAFO 相互に変更
可能（株式会社 COLABO 提供）

患である脳卒中に対する AFO について述べたい.

AFO の目的と種類

AFO に関するメタアナリシスによると，AFO
を使用することによって，脳卒中片麻痺患者の歩
行時の足関節の背屈角度を増加させ，歩行速度の
改善，歩行耐久性の改善が期待できるとの報告が
ある[1)~3)]. また，The American Heart Associa-
tion/American Stroke Association ガイドライン
では，AFO を使用することで遊脚期の foot drop
を防ぎ，脳卒中患者の歩行を改善できるとの記
載[4)]や日本における脳卒中治療ガイドライン 2021
では，内反尖足に対して歩行を改善させるために
AFO の使用は妥当である[5)]としている. また，大
川[6)]は，脳卒中片麻痺患者に対する AFO の目的と
して，歩行立脚時の安定性を保ち，足尖離地の際
の toe clearance を改善し，歩行を正常パタンに近
づけることや変形の予防などを挙げている. すな
わち，脳卒中によって失われた歩行を再建し，活
動性を向上することが AFO の最大の目的である
と言える.

AFO には**表1**に示す通り多くの種類があり，そ
の機能も異なっている. 代表的な AFO である両
側金属支柱付き AFO は，下腿半月，両側金属支
柱，あぶみ，足部，足継手からなる. 足継手には
遊動式やクレンザック，ダブルクレンザック（**図
1**）などの種類があり，クレンザックではロッドや
バネを入れることによって足継手の角度調節や背
屈補助，底屈制動が可能であるがバネが小型であ
り制動力は低い. 他にも油圧ダンパーを利用した
油圧式足継手（ゲートソリューション®；GS 足継
手)[7)8)]（**図1**）があり，油圧を調整することで initial
contact（IC）～loading response（LR）の底屈制動
力を変えることが可能である. 下腿の後方から 1
本の支柱で支えるタイプの角度調節機能付後方平
板支柱型 AFO（APS（adjustable posterior strut)-
AFO)[9)]では，装具を装着したまま足継手の角度
調整が可能である.

もう 1 つの代表的な AFO にプラスチック AFO
がある. プラスチック AFO は，従来はシューホ
ンブレイス（shoe horn brace）とも言われ，足部
の後面をプラスチックで覆った形状である. 足継
手はないためプラスチックの剛性によって，多少
の関節可動域の可動性と底背屈の補助および制動
が可能である. プラスチックのデザインによって
前面支柱タイプの湯之児式やスパイラル，セミス
パイラルなどがある. また，プラスチック AFO
に足継手をつけた継手付きプラスチック AFO（タ
マラック継手，ジレット継手，オクラホマ継手な
ど）では，背屈はフリーであるが底屈は後方で下
腿部と足部のプラスチック同士が衝突することで
制限することが可能である. また，その部分に

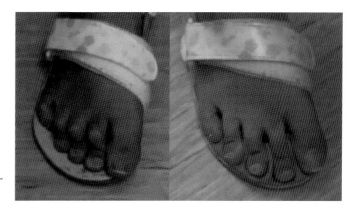

図 2.
シリコン製足趾隔壁付インヒビターバー

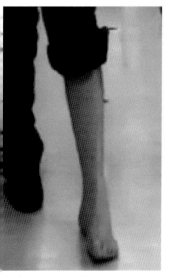

図 3. 内反尖足

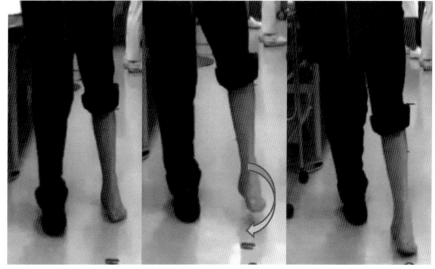

図 4. 内反尖足での歩行：分回し歩行（遊脚期）

クッション素材を利用することで IC の衝撃を吸収し，若干の底屈制動をつける工夫もなされている．その他の足継手として前述の GS 足継手なども利用されている．

　脳卒中患者に多い内反変形や足趾屈曲変形（claw toe）に対しては，AFO のみで対応するのは困難であり付属品を用いることが多い．内反変形に対しては，T ストラップを利用して，外果部分を覆い内側支柱に巻き付けて引っ張って矯正する外側ストラップ法を行う．また，claw toe に関しては，足趾を高くしたインヒビターバー（指枕）が用いられる．我々はシリコン製の足趾に隔壁を入れたインヒビターバー（**図 2**）[10)11)]を作製し試みている．

脳卒中と装具療法

　脳卒中患者の麻痺は，痙性麻痺であり，筋痙縮を伴っているため，筋痙縮のもたらす下肢機能の変化に対応可能な AFO が必要である．筋痙縮は，「腱反射亢進を伴った緊張性伸張反射（tonic stretch reflex）の速度依存性増加を特徴とする運動障害で，伸張反射の亢進の結果生じる上位運動ニューロン障害の一徴候」[12)]であり，適切な対応がなされず長期間放置されると関節周囲組織の二次的変化が加わり，内反尖足，足趾屈曲などの関節拘縮が生じる（**図 3**）．内反尖足を伴った患者の歩行は，IC での踵接地ができず，足尖部あるいは前足部外側部での接地になり，LR〜mid stance（MSt）にかけての踵接地がなされず，heel rocker や ankle rocker などの rocker 機能が消失し，

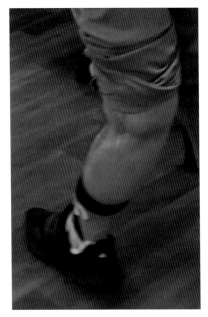

図 5. 高度の反張膝

MSt〜terminal stance(TSt)にかけての膝関節の
ロッキングや trailing limb angle(TLA)が失われ
るため[13]，股関節が屈曲してしまう．また，遊脚
期では，股関節を外転させて足尖部と床面とが接
触しないようにするため分回し歩行(図4)となっ
たり，立脚側の健側下肢が伸び上がる歩行になっ
たり，独特の歩行を呈する．また，de Quervain
ら[14]は，脳卒中片麻痺患者の歩行を主に麻痺側の
膝関節に注目して，extension thrust pattern，
buckling knee pattern，stiff knee pattern に分類
している．これらの異常歩行への対応がなされ
ず，生活期などで長期間放置され続けると，足底
外側部の胼胝，潰瘍・褥瘡形成や足趾屈曲による
足趾の疼痛，高度の反張膝(図5)などの二次的な
合併症[15]を生じると同時に，不安定な歩行による
転倒，歩行能力低下による不活発症候群や廃用症
候群の発生などにつながる可能性がある．

　他稿で村山　稔氏が論述しているように，これ
らの脳卒中片麻痺の異常歩行は放置してはなら
ず，発症早期から長下肢装具(KAFO)を用いた装
具療法を行い正常歩行に近い状態に歩行訓練を行
う必要がある．発症早期からのKAFOによる歩
行訓練は，脳卒中治療ガイドライン2021[5]におい
ても「脳卒中後片麻痺で膝伸展筋筋力もしくは股

関節周囲筋筋力が十分でない患者に対して，歩行
機能を訓練するためにKAFOを使用することは
妥当である」としている．KAFO装着にての後方
介助による歩行訓練についての説明やエビデンス
については他稿の村山　稔氏の稿で詳しく述べら
れているので参照されたいが，KAFOを利用した
訓練は膝継手や足継手の調節が重要であり，以下
の点を考慮すべきである．患者の麻痺側下肢の支
持性をよく診察したうえで，膝継手を固定するの
か(リングロック式膝継手)，膝継手の角度調整を
しながら固定するのか(ダイヤルロック式膝継
手)，膝継手に可動性を許すのか(3-way ジョイン
ト®，SPEX®(図1))によって膝継手を選択するが，
正常歩行に近い歩行を考慮するのであれば，膝継
手に一定の可動性をもたせることが望ましいと考
える．また，足継手もICの踵接地，IC〜LR およ
び MSt〜TSt にかけての heel rocker，ankle
rocker の rocker 機能を十分に引き出すため，ダ
ブルクレンザック継手など可動域を調整できる継
手やGS足継手を利用し，底屈制限および制動か
つ背屈フリー(ダブルクレンザックではアブミの
削りによって背屈は20°程度に制限)に設定する
のが望ましい．後方介助での歩行訓練の際には，
ICの踵接地，IC〜LR および MSt〜TSt にかけて
の立脚期の膝の軽度屈曲，足関節の rocker 機能，
TSt の股関節の伸展(TLA)を十分に意識し，遊脚
期においては初期の膝関節屈曲や下肢の振り出
し，後期の膝関節の伸展を意識しながら訓練を行
うべきである．

　KAFO から AFO への移行時期(カットダウン)
も重要である．才藤ら[16]は，歩行訓練において装
具療法は関節の自由度制約による運動の単純化で
あると述べている．KAFO を AFO にカットダウ
ンすることによって，関節自由度は大きくなり，
運動難易度を上げることになる．早すぎるカット
ダウンは，運動難易度の上昇につながり，KAFO
後方介助による歩行訓練で，せっかく獲得できた
歩行能力を低下させてしまう可能性があるととも
に，膝ロッキング歩行やextension thrust pattern

などの異常歩行を誘発させる可能性もある.

　カットダウンする時期を決めるうえでの判断として，以下の5点が重要であると筆者は考える.KAFOによる歩行において，① 膝継手をフリーにした状態であっても，膝折れをせず二動作前型歩行が可能であり，② TLAが十分に保たれ，③ ICの踵接地が可能で，④ 立脚期での膝関節のロッキングやextension thrust patternが見られず，⑤ 足関節のrocker機能(少なくともheel rocker, ankle rocker)が見られることの5点である.カットダウンした後でも，①〜⑤ ができなくなった場合や異常歩行を認めた場合，歩行能力が低下した場合には，躊躇なくKAFOに再度切り替え(最近では，KAFOからAFO，AFOからKAFOに相互に変更しやすいように接合部のねじを扱いやすく工夫(図1)したKAFOもある.また，KAFOとの併用期間を1週間程度入れるなどの工夫も必要である[17].

　AFOに移行した後も上記の ①〜⑤ について注意しながら，患者の能力に合わせて，歩行訓練を継続する.場合によっては屋内での歩行訓練のみでなく，階段訓練や屋外歩行，横断歩道の訓練，電車やバスなどの公共交通機関の乗降車訓練などをすすめていくが，少なくとも回復期リハビリテーション病棟入院中には，カットダウンしたAFOを足継手付きプラスチックAFOなどの別の種類のAFOに変更すべきではないと考えている.回復期リハビリテーション病棟での入院期間(最長でも150日(高次脳機能障害がある場合には180日))という限られた期間内では，AFOを変えずに患者の活動性の向上に注目して歩行訓練をすべきと考える.また，生活期への移行を考えると，装具は退院した後も衣服や靴と同じように日常の中で使用するものであり，患者自らが装具を装着できるように訓練を行う必要があり，作業療法士などによる装着訓練や病棟での看護師の指導も綿密に行う必要がり，その意味からもAFOは安易に変更しない方が良いと考える.AFOの変更時期については，基本的には回復期リハビリテーション病棟を退院した後，定期的な装具診外来やリハビリテーション科外来で自宅での歩行や日常生活活動(ADL)の状況，下肢筋痙縮の変化の状態，装具との適合性を総合的に判断し，検討していくべきと考えている.

退院後生活期での対応

　退院後，生活期リハビリテーションに移行するが，生活期は急性期・回復期が長くても150日程度であるのに対し，もっと長い時間が流れる時期である.それだけではなく，急性期・回復期リハビリテーション治療が医療施設の中で行われ，多くの専門医療スタッフが，24時間・365日患者の変化を見守り，迅速に対応できるのに対し，生活期リハビリテーションでは，自宅などの患者の生活の場で行われるため，専門医療スタッフが近くにいるとは限らず，患者の変化を発見し対応がすぐにできるわけではない.したがって，定期的なリハビリテーション科外来[17]や装具診外来での診察が絶対に必要であり，また，訪問や通所リハビリテーション，訪問・通所サービスにおける専門医療スタッフあるいは介護職，または家族や本人が患者の「変化」に気づき，放置せずに，専門医療スタッフ(特にリハビリテーション科医)につなげることが必要である[18].

　気づくべき「変化」には2つある.1つの変化は，装具自体の劣化，破損などである.劣化や破損は経時的に必ず生じる変化である.よく破損が生じる部分として，支柱付きAFOの場合，ベルトの劣化，足部のプラスチック部分の劣化(白色化)，ダブルクレンザックのロッドのすり減り(図6-a)，アブミのシャンク部分の破損などが挙げられる.また，油圧式足継手(GS足継手)においては，油圧の劣化で足関節底屈制動が効かない場合もある(図6-b).また，筋痙縮が強い患者では，支柱やプラスチックが破損する場合もあり，破損した部分をガムテープなどで修復して使用している患者もいるので注意すべきである(図6-c).

　もう1つの変化は，筋痙縮である.通常，筋痙

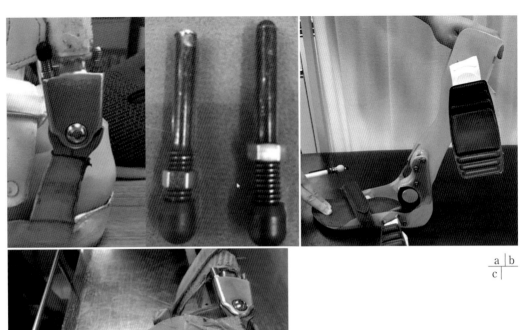

図 6.
AFO 劣化および破損例（生活期）
　a：ロッドの劣化
　b：GS 足継手の油圧の劣化
　c：破損部分を患者・家族が
　　　ガムテープで修正

縮は発症後から徐々に高まってくることが知られているが，前述のように装具療法によってある程度，抑制することができ，急性期・回復期の短期間においては，大きな問題にならずに経過することが多い．しかし，生活期においては，経過が長期にわたるため，痙縮の亢進や痙縮による関節周囲組織の短縮に伴う関節拘縮の進行によって，装具の不適合が生じる場合も多い．装具の不適合に気づかないで，歩行を続けることによって，前述した足底部の胼胝や潰瘍形成，重度の反張膝などの二次的合併症につながる[19]．痙縮に対しては，今までにも様々なアプローチが行われてきた[11]が，2010 年 10 月に「成人上肢・下肢痙縮」に対してボツリヌス療法が日本で承認され，痙縮に対する治療法の 1 つに加わった[19][20]．ボツリヌス療法は，ボツリヌス菌（Clostridium botulinum）が産生する毒素を用いて，神経筋接合における運動神経末端部のアセチルコリンの分泌を抑制し，神経伝達を遮断する治療法である．ボツリヌス菌毒素は，A～H 型 8 種類の毒素が知られているが，薬剤として使用されているのは A 型と B 型であるが，日本では下肢痙縮に対しては，A 型ボツリヌス菌毒素のみが認められている．A 型ボツリヌス菌毒素製剤を弛緩させたい痙縮筋に直接施注し（図 7），痙縮を改善させるとともに，各種の物理療法，運動療法を加えて関節拘縮を軽減させる治療方法である．内反尖足や足趾屈曲に対しては腓腹筋，ヒラメ筋，後脛骨筋，長母趾屈筋，長趾屈筋など外在筋のほか，短趾屈筋，足虫様筋などの足内在筋に施注する（施注医師は，ボツリヌス菌毒素製剤施注医師講習会の受講を修了し登録されている医師に限られる）．

　AFO を変更するにあたっては，上述のような 2 つの変化（AFO の変化・痙縮を含めた身体的な変化）を十分に検討したうえで，的確な治療を行った後に，変更していくことが望ましい．単に AFO

を軽くしたい，目立たないようにしたい，靴が履きやすいようにしたいといった患者の希望のみで小さな制動力の弱いプラスチックAFOに変更するのは慎むべきである．小さな制動力の弱いプラスチックAFOは，レバーアームの長さが短いため矯正力が弱く，筋痙縮による内反尖足を制御することができないため，前述の異常歩行を誘発し，高度の反張膝をきたしてしまう可能性がある．AFOを変更する際にも，前述の①膝折れをせず二動作前型歩行が可能であること，②TLAが十分に保たれていること，③ICの踵接地が可能であること，④立脚期での膝関節のロッキングやextension thrust patternを認めないこと，⑤足関節のrocker機能（少なくともheel rocker，ankle rocker）が見られることの5つの条件が十分に満たされているかを検討し，筋痙縮の状態を鑑み必要な場合にはボツリヌス療法によって筋痙縮を改善させながら，AFOを変更するべきである．

Nojiriらは，発症から平均6年以上経過する脳卒中片麻痺患者にAPS-AFOを装着し，足継手を固定した場合と背屈を許した場合とでの歩行状態について比較し，歩行速度や時間距離因子に有意な差を認めなかった[21]と報告しており，AFOを変更するにあたっては，長い期間を経てからの変更では効果が乏しく，筋痙縮や足関節の変形，足関節のrocker機能などについて総合的に判断し，必要ならばボツリヌス療法を行い下肢痙縮や足関節拘縮を軽減させ足関節可動域を改善したうえで，少なくとも退院後1年以内には検討すべきであると思われる．また，AFOを変更した後も定期的なリハビリテーション科外来，装具診外来での受診を行い，定期的にチェックをしていくべきである[17]と考える．

おわりに

脳卒中患者の下肢機能は筋痙縮による内反尖足や足趾屈曲などの障害によって，異常歩行を呈し，それが長期間続くことによって高度の反張膝や胼胝・潰瘍形成などの二次的合併症を呈し，獲

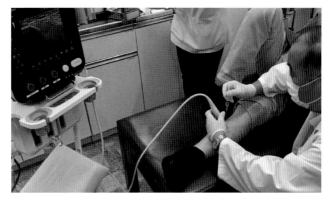

図7. 内反尖足に対するボツリヌス療法（エコーガイド下で後脛骨筋に施注）

得できた歩行が再び不可能になってしまう症例も多い．これは主に生活期に起こってくることが多いが，その前段階の急性期・回復期リハビリテーション治療において，KAFOやAFOなどの装具療法による歩行訓練が的確に行われてきたかによるところが大きいと思われる．今だに，「脳卒中患者の歩行を正常に近づける必要はない」，「膝関節ロッキングや反張膝は痛みがなければそのままで良い」「軽くて小さなAFOは履きやすく生活期に適している」「AFOなしでも歩けるのだから装具はいらない」などと言った意見も根強く残っていることも否めない[11]．AFOの能力を最大限に発揮させ，脳卒中片麻痺患者の二次的合併症の発症を減らし，歩行能力を向上させ，さらには患者の活動を育んでいくためにも，装具療法は脳卒中片麻痺患者の治療には欠かすことのできない治療である[15]と確信している．

文　献

1) Choo YJ, et al：Effectiveness of an ankle-foot orthosis on walking in patients with stroke：a systematic review and meta-analysis. *Sci Rep*, **11**：15879, 2021.

2) Daryabor A, et al：Effect of ankle-foot orthoses on functional outcome measurements in individuals with stroke：a systematic review and meta-analysis. *Disabil Rehabil*, **44**(22)：1-16, 2021.

3) Wada Y, et al：The effect of ankle-foot orthosis on ankle kinematics in individuals after stroke：

A systematic review and meta-analysis. *PM R*, **14**：828-836, 2022.

4）Winstein CJ, et al：Guidelines for Adult Stroke Rehabilitation and Recovery：A Guideline for Healthcare Professionals From the American Heart Association/American Stroke Association. *Stroke*, **47**(6)：e98-e169, 2016.

5）角田　亘ほか：亜急性期以降のリハビリテーション診療．日本脳卒中学会　脳卒中ガイドライン委員会編，脳卒中治療ガイドライン 2021，265，協和企画，2021.
Summary　脳卒中治療のガイドラインの最新版，初めて KAFO を用いた運動療法が推奨された.

6）大川嗣雄：脳卒中片麻痺患者に対する下肢装具の処方．日本義肢装具研究会編，脳卒中片麻痺の下肢装具，49-60，医歯薬出版，1981.

7）山本澄子ほか：片麻痺患者のための背屈補助具付き短下肢装具の開発．バイオメカニズム，**14**：227-235，1996.

8）萩原章由ほか：脳卒中の短下肢装具―病態によるベストな選択―足継手の調整ができる治療用装具―支柱型 DACSAFO・GaitSolution―．日義肢装具会誌，**23**：142-146，2007.

9）岡田　誠ほか：調節機能付き後方平板支柱短下肢装具の使用経験―在来型装具の比較―脳卒中．日義肢装具会誌，**23**：284-291，2007.

10）川手信行，水間正澄：当科における痙縮に対する治療的アプローチ．昭和学士会誌，**74**(4)：389-394，2014.

11）川手信行：下肢痙縮への対応．総合リハ，**51**(2)：161-167，2023.

12）Lance JW, et al：Disorderd Motor Control, 485-494, Year Book Medical Publishers, 1980.

13）増田知子：エビデンスからみた下肢装具と理学療法．*Jpn J Rehabil Med*, **56**：277-288，2019.

14）De Quervain IA, et al：Gait pattern in the early recovery period after stroke. *J Bone Joint Surg Am*, **78**：1506-1514, 1996.
Summary　脳卒中の歩行パターンを解説しており，主に立脚相を3パターンに分類した.

15）川手信行，中島卓也：脳卒中歩行障害に対する装具療法　脳卒中歩行障害の総論．日義肢装具会誌，**31**：1-5，2022.
Summary　脳卒中の装具療法および歩行訓練について痙縮との関連についてまとめた総説.

16）才藤栄一ほか：脳卒中リハビリテーションにおける装具再考．*MB Med Reha*, **97**：1-6, 2008.

17）村山　稔：脳卒中患者の歩行練習に使用する下肢装具設定の工夫．日義肢装具会誌，**38**：216-220，2022.

18）川手信行：リハビリテーション科における長期的サポート　リハビリテーション科外来診療の意義．*MB Med Reha*, **185**：1-5, 2015.

19）Kaji R, et al：Botulinum toxin type A in post-stroke upper limb spasticity. *Curr Med Res Opin*, **26**：1983-1992, 2010.

20）木村彰男ほか：A 型ボツリヌス毒素製剤(botulinum toxin type A)の脳卒中後の上肢痙縮に対する臨床評価―プラセボ対照二重盲検群間被殻試験ならびにオープンラベル反復投与試験―．*J Rehabil Med*, **47**：714-727, 2010.

21）Nojiri E, et al：Immediate effect of different ankle-foot orthosis functions with the same dorsiflexed setting of initial ankle joint angle on walking ability in individuals with chronic stroke：a randomized crossover trial. *J Phys Ther Sci*, **34**：485-491, 2022.

MB Med Reha **No.292**：**61-66**, 2023

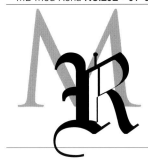

特集／知っておくべき！治療用装具・更生用補装具の知識の整理

靴型装具

菊地尚久*

Abstract　靴型装具の目的は起立歩行時の足部バランスの改善として変形に対する順応，内反・外反扁平足などの変形の矯正，脚長差の補正を行い，疼痛部の保護，不安定な関節の運動制限などである．靴型装具が適応となる主な疾患は脳性麻痺，外反扁平足，先天性内反足，関節リウマチなどである．靴型装具の主な構成要素としてはアッパー，月形，靴底の本底，中底，細革があり，内部には靴の剛性を確保するためと形状を維持するためのシャンク，カウンター，先しんがある．外部補正としてロッカーバー，トーマスヒール，逆トーマスヒール，ウエッジヒール，フレアヒールがある．内部補正としてロングシャンク，ロングカウンター，トウボックス補強などがある．関節リウマチに対する靴型装具の工夫としては足関節部の不安定性に対する半長靴の使用，月形しんの延長，ウエッジヒールやフレアヒールの使用，アーチサポートの工夫，中足骨パッドなどがある．

Key words　靴型装具(orthopedic shoe)，治療用装具(orthosis for medical treatment)，関節リウマチ(rheumatoid arthritis)

はじめに

　靴型装具は足関節や足部に変形がある場合，下肢の筋力低下や麻痺がある場合に用いられる装具であり，下肢の治療用装具の中で比較的処方される頻度が高い装具である．ここでは靴型装具の目的と構造について概説した後に，靴型装具の処方が多い疾患である関節リウマチ患者に対する靴型装具について紹介する．

靴型装具の目的

　靴型装具は医師の処方に基づき，変形の矯正，圧力分散による疼痛の除去などの目的のために足部に適合させた靴，靴型をもとに製作し，アッパーのついたものと定義されている[1]．足部を覆う装具で，補正する．健常者が使用する一般的な靴の機能は，足の保護，起立歩行の補助などであ

るが，靴型装具の目的は起立歩行時の足部バランスの改善として変形に対する順応，内反・外反扁平足などの変形の矯正，高度の病的変形に対応したり，脚長差の補正を行い，過度の圧迫に対する免荷として疼痛部の保護，不安定な関節の運動制限，荷重の再配分によるストレスの解消，変形を矯正し，障害が目立たぬようにするなどが挙げられる[2]．靴型装具が適応となる主な疾患は脳性麻痺，外反扁平足，先天性内反足，関節リウマチなどである．

靴型装具の構造

　靴型装具の構造は一般的な靴をもとにしている（**図1**）．主な構成要素としては靴の底部より上の甲部を覆う部分であるアッパー（甲革），アッパーの型くずれを防ぎ，ヒールを固定するために靴後部かかと部位の立ち上がりの表革と裏革の間へ挿

---

* Naohisa KIKUCHI，〒 266-0005 千葉県千葉市緑区誉田町 1-45-2　千葉県千葉リハビリテーションセンター，センター長

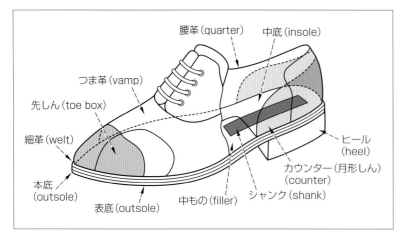

図 1. 靴の構造と名称

図 2. 靴の高さによる分類

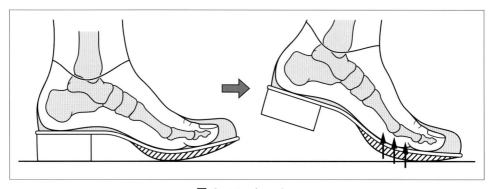

図 3. ロッカーバー
斜線分がロッカーバー. ロッカーバーの転がり形状により踏み返しが補助される.

入する補強材である月形, 靴底の本底, アッパーと本底をつなぎとめる中底, 細革があり, 内部には靴の剛性を確保するためと形状を維持するためのシャンク(踏まずしん), カウンター(月形しん), 先しん(トウボックス)がある. また靴の高さにより長靴, 半長靴, チャッカ靴, 短靴があり, 長靴は下腿の上部に及ぶもの, 半長靴は側革が足関節果部より高いもの, チャッカ靴は側革が足関節果部に及ぶもの, 短靴は側革が果部より低いものと定義されている. 求められる矯正力や機能により, 使い分ける(図2).

靴型装具は大きく分けて整形靴と特殊靴がある. 整形靴は標準木型に, 皮革などで修正して作られたもので, 主に整形外科疾患用として作られる. 特殊靴は陽性モデルから製作した特殊木型を用いて作られたもので, 高度な変形で, 整形靴で

対応できない場合に用いられる. 靴の補高は脚長差を補うためにヒール(かかと)または靴底の厚さを増すために用いられ, 下肢に脚長差がある場合に用いられる.

一般的な靴の構成要素に機能的な補正を加えたものが靴型装具の構成要素となる. 材料は求められる機能によって衝撃吸収のための粘弾性や変形に対する支持・矯正力を持たせるための剛性, 足関節と足部の動きに追従しながら支持性を確保するための靱性が求められる. これらの要素には外部補正と内部補正がある.

1. 外部補正

靴底とヒールに行われるもので, 立位・歩行時の運動力学的観点から形状を決定する.

1) ロッカーバー

靴底の前足部を転がり形状としたもので立脚相

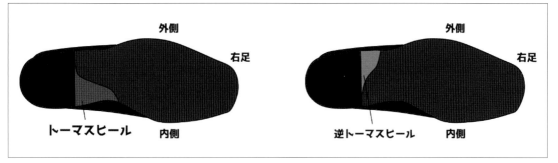

図 4. トーマスヒール(左), 逆トーマスヒール(右)
トーマスヒールは踵の内側を延長し, 内側縦アーチの支持性を増強するもので, 逆
トーマスヒールは踵の外側を延長し, 足根骨と中足骨外側を支持するものである.

後半の踏み返し動作を補助する(図3). 通常歩行ではヒールオフ以降, 中足趾節関節(MP 関節)を伸展することで踏み返しを行うが, ロッカーバーの転がりによってこれらの動作が補助される.

2）トーマスヒールと逆トーマスヒール

トーマスヒールは踵の内側を延長し, 内側縦アーチの支持性を増強するもので, 外反扁平足などに用いられる. 逆トーマスヒールは踵の外側を延長し, 足根骨と中足骨外側を支持するもので内反尖足などに用いられる(図4).

3）ウエッジヒール

ヒールが踏まず部全体を埋めるように延長されているもので, 内側ウエッジヒールはトーマスヒールと, 外側ウエッジヒールは逆トーマスヒールと同様の効果が得られるほか, 踏まず部の剛性を高め, 中足部および後足部の固定性が高められる.

4）フレアヒール

ヒールの側面をフレア状に広げたもので, 広げた方向への安定性を図ることができる(図5). 内反足の場合には立位・歩行時のヒールコンタクトから立脚中期にかけて, 床反力作用点と荷重線の間に外倒れのモーメントが発生する. これに外側フレアヒールを設置することで支持基底が外側に延長され, 床反力作用点が外側に変位し, 荷重線が近づくことによりモーメントを減少させることができる.

2．内部補正

足部の骨格構造を直接的に支持する, または圧力の分散を行う足底板や, 靴の剛性を保ちながら

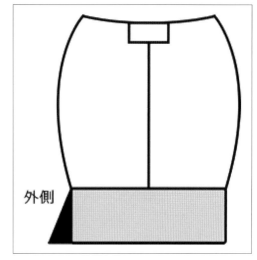

図 5. フレアヒール
広げた方向への安定性を図ることができる.

足部を支持する要素であるシャンク, カウンターに補正を加えたロングシャンク, ロングカウンターがある.

1）ロングシャンク(踏まずしんの延長)

靴の踏まずしんの剛性を高めるシャンクを前足部まで延長したものである. これによりヒールから前足部に至る靴底全体の剛性を高められる(図6). ロングシャンクにより歩行中のヒールオフ以降の MP 関節の伸展を制限することができ, 中足骨頭部への圧集中を低減することができる. ただし踏み返しが制限されるためロッカーバーで代償することが多い.

2）ロングカウンター

カウンターの役割は踵骨のアライメント保持,

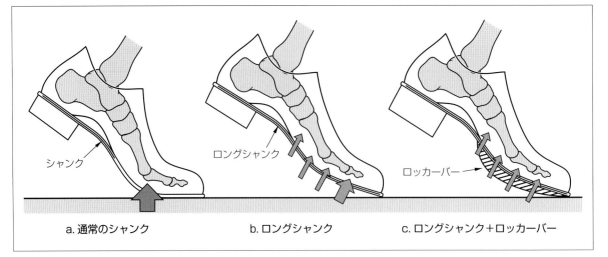

図 6. ロングシャンク
歩行中のヒールオフ以降の MP 関節の伸展を制限することができ，中足骨頭部への圧集中を低減することができる．

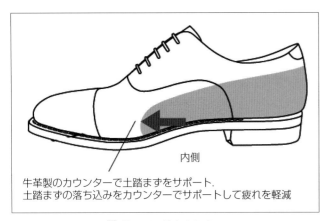

牛革製のカウンターで土踏まずをサポート．
土踏まずの落ち込みをカウンターでサポートして疲れを軽減

図 7. ロングカウンター
内側あるいは外側を延長することにより矯正力を加えることができる．

後足部の適合性向上，靴の形状保持である．ロングカウンターはこのカウンターを前方に延長したものである（**図 7**）．外反扁平足や内反足などの変形に対して，内側あるいは外側を延長することにより矯正力を加えることができる．またカウンターを上方に挙上することにより，内外側への支持や足関節の運動制限・保護を加えることができる．

3）スチールバネ入り

アッパーの内部にスチール製の焼入りリボンを足底より近位に延長する．尖足の矯正に有効である．

4）足背バンド

足背および内外を押さえるバンドであり，尖足で踵が浮いてしまう場合に足部を適切な位置に固定する目的で用いられる．

5）トウボックス補強

靴の先部の表革と裏革の間に挿入してアッパーの先端部を保護するもので，皮革および樹脂などで補強したものである．尖足歩行などで靴の先端がすぐに削れてしまう場合に皮革の損傷を防ぐ目的で用いられる．

関節リウマチの足関節・足部変形に対する靴型装具

関節リウマチに対する治療は免疫抑制剤や生物学的製剤の導入に伴い，目覚ましい進歩を遂げ，関節の腫脹，疼痛や変形拘縮により日常生活において苦労する患者は次第に減少してきている[3]．確かに新規発症した患者は適切な加療により寛解に至る症例は少なくないが，関節リウマチ罹患後長期間経過して関節の変形拘縮が著しい症例，副作用や併存疾患のために免疫抑制剤や生物学的製剤が使えないため，いまだに関節の腫脹が著しい症例も存在する．このため関節リウマチ患者に対する装具治療が功を奏することが多い[4]．

足関節においては関節の炎症や変形に伴う腫脹のため，内反および外反変形を生じるとともに関

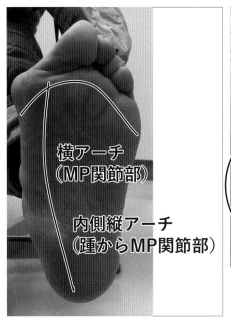

横アーチ
（MP関節部）

内側縦アーチ
（踵からMP関節部）

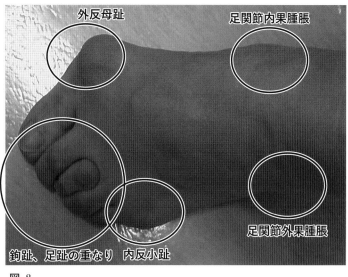

外反母趾　　　　　　　足関節内果腫脹

鉤趾、足趾の重なり　内反小趾

足関節外果腫脹

図 8.
関節リウマチ患者の足部
内側縦アーチと横アーチの変形，足関節，前足部の変形を認める．

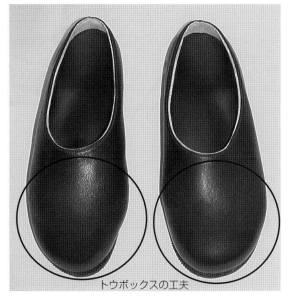

トウボックスの工夫

図 9. 関節リウマチ患者に対する靴型装具例
足底部はアーチサポートの工夫，中足骨パッドの
設置を行い，前足部を高く作製している．

表 1. 関節リウマチの足部変形に対する工夫

変　形	装具の工夫
扁平足	アーチサポートを高くする ロングシャンク
MP 関節近傍の胼胝	中足骨パッドの追加
鉤趾　槌趾	中足骨パッドの追加 前足部の靴の高さを保つ
外反変形	ウエッジヒールの追加 フレアヒールの追加
外反母趾	アーチサポートを高くする

節の不安定性を合併することが多い[5]．関節の不安定性が強い場合には半長靴の選択が有効である．
　足部においては関節リウマチでは炎症に伴う足部アーチの消失が原因となることが多い．足部の横アーチについては歩行時に踏み返しを行う際にMP 関節に過度の負荷がかかり，もともと関節リウマチによる炎症があるところに繰り返しの力がMP 関節にかかることで変形が進行し，さらに足

部変形が近位指節間関節（PIP 関節），遠位指節間関節（DIP 関節）に波及することによって生じる．これにより MP 関節の腫脹，MP 関節起始部の疼痛を伴う胼胝形成，足趾の PIP 関節および DIP 関節が屈曲する鉤趾，PIP 関節が屈曲，DIP 関節が過伸展する槌趾を生じる．内側縦アーチでは歩行時に体重が土踏まずにかかる際に繰り返しの力が土踏まずにかかることで変形が進行し，さらに足部変形が進行する（図 8）．これに対しては足底や靴底に工夫を加えた屋外用靴型装具を作製する（図 9）．扁平足に対しては土踏まずの部位にアーチサポートをつける，月形しん延長などの工夫を行う（表 1）．アーチサポートに関しては通常の靴よりやや広めにさらにやや高くサポートをつけることが必要である．ただし，あまり高すぎると逆に突き上げによる疼痛助長が起こるので注意が必

要である．月形しんの延長に関しては，通常の靴では踵の型崩れを防ぐためにヒールの前面より1cm程度前方まで月形しんが入っているが，これをさらに伸ばすことで縦方向の支持性を高めることができる．MP関節起始部の胼胝や足趾変形に対しては中足骨パッドの処方が有効である．これによりMP関節起始部や足趾の除圧が図られることに加えて，足趾が開く方向に力が働き，開張足の改善効果にもなる．外反変形に対しては靴底を水平に保つために三角状の補高を靴底または足底板の倒れる方向につけるウエッジヒール，靴が内側に倒れないように靴底の幅を倒れる方向に広げるフレアヒールなどの処方が有効である．また足趾変形があると足趾が靴に当たって疼痛を生じるため，前足部を高く保つ処方も有効である．

文　献

1) 日本工業標準調査会：福祉関連機器用語［義肢装具部門］JIS-T0101．2015.
2) 加倉井周一，澤村博志：整形靴(靴型装具)　3靴の補正と整形靴(靴型装具)．装具学第3版，医歯薬出版，2000.
3) 山中　寿：関節リウマチの臨床―内科医が診る関節リウマチ―．日内会誌，**105**：451-456，2016.
   Summary 関節リウマチに対する最新の臨床として，関節リウマチに用いる疾患活動性に対する評価，寛解に向けた免疫抑制剤，生物学的製剤による治療とその効果について述べている．
4) 菊地尚久：患者の満足度を高める関節リウマチ手術　関節リウマチに対するリハビリテーション治療のポイント．臨整外，**54**：1247-1253，2019.
   Summary 関節リウマチに対するリハビリテーション治療として，関節保護法，上肢に対するスプリント，自助具の活用，下肢に対する装具治療のポイントを述べている．
5) Fox PM, Chang J：Treating the Proximal Interphalangeal Joint in Swan Neck and Boutonniere Deformities. *Hand Clin*, **34**：167-176, 2018.

MB Med Reha **No.292**：**67-72**, 2023

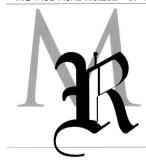

特集／知っておくべき！治療用装具・更生用補装具の知識の整理

足底挿板，外反母趾用装具

木村青児[*1]　山口智志[*2]

Abstract　足底挿板は，足部・足関節疾患の保存療法において中心的な役割を担う．基本的には患者の足型を採型してカスタムメイドで作成する．主な機能は除圧および支持，矯正であり，内外側のアーチサポート，メタタルサルパッドと十分なヒールカップを持つ．病態に合わせて調整することにより，扁平足や足底腱膜炎を始めとする様々な疾患に対応する．義肢装具士と連携して質の高いものを提供するよう心掛ける．外反母趾に対する装具は足底挿板のほか，母趾外転装具や除圧のための様々なパッドなどがある．足底挿板は，変形矯正効果はないが中足骨頭底側の除圧などによる除痛効果がある．外転装具は軽度から中等度の変形が良い適応であり，除痛に加えて若干の変形改善が期待できる．除圧用のパッドは，ごく簡易なものでも突出部の痛みを軽くすることができる．市販でも購入できるが，外来に各種を準備しておくと便利である．

Key words　足底挿板(insole)，外反母趾(hallux valgus)，外反扁平足(flatfeet)

足底挿板

　足底挿板（インソール）は，様々な足部・足関節疾患の治療に用いられる．さらに変形性膝関節症や下肢の疲労骨折などに対して使われることもある．作製は義肢装具士に依頼するが，病態を把握して処方するのは医師の業務である．基本的な構造や機能および適応を理解しておく必要がある．近年は，品質の良い市販のインソールも容易に購入できる．はるかに高価な足底挿板を医療機関で処方するのであれば，患者はそれに見合うものを期待すると思われる．義肢装具士と協働して効果的なものを提供する．

1．足底挿板の構造

　医療機関で処方するインソールは，基本的には専用の器具で足型を採型して作成するカスタムメイドである．通常はトップカバー，クッション材，芯材，ポスト材を重ね合わせた構造で，内側，外

側のアーチサポートや中足骨パッド，深いヒールカップを持ついわゆる total contact insole である．目的に応じて形状や素材の硬さなどを変える（**図1**）．

　作製してすぐにぴったりと適合したものができることは多くない．我々は装具作成3～4週後にチェックし，必要があれば修正している．また経時的にへたりやひび割れが起こるため定期的なチェックおよび調整，修理が必須である．靴に入れて使うことが多いが，屋内で用いる時は，インソールが収まる室内用の履物と合わせて使用する．

2．その他の足底装具

　足型を採型せずに，アーチサポートやウェッジなどのパーツを貼り合わせて作製する足底挿板（**図2**）も広く用いられている．

　また，市販でも質の高いインソールが5,000円前後で購入できる．足底腱膜炎では，市販のものとカスタムメイドのもので効果に差がないという

*1 Seiji KIMURA，〒260-8670 千葉県千葉市中央区亥鼻1-8-1　千葉大学大学院医学研究院整形外科学，特任講師
*2 Satoshi YAMAGUCHI，同大学大学院整形外科／同大学大学院国際学術研究院，准教授

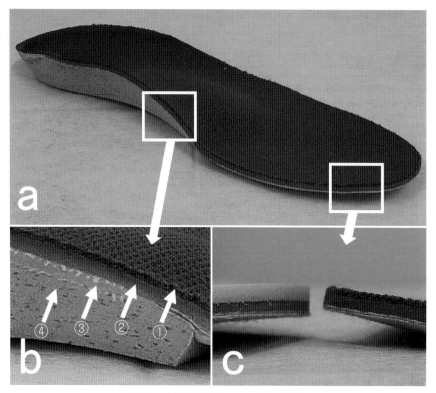

図 1. 足底挿板(インソール)の構造
a：全体像
b：矢印① トップカバー，② クッション材，③ 芯材，④ ポスト材
c：厚みの異なるトップカバー材

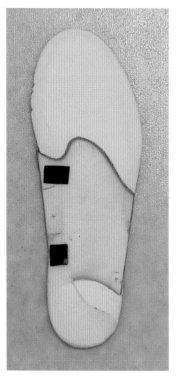

図 2. パーツを貼り合わせて作成する足底挿板

メタアナリシスもあり[1]，高価な足底挿板を処方する前に検討してもよい．University of California Biomechanics Laboratory(UCBL)装具(図 3)は，プラスチック製で深いヒールカップとアーチサポートを持つ装具である．硬いためインソールと比べて快適性は低いが，後足部の矯正効果は高く，可撓性のある扁平足の治療などに用いる．

ストラップで足に装着する装具(図 4)は内側アーチサポートや外側楔状のものなどがある．屋内の生活でも使えるのが利点だが，矯正力が低いため処方する機会は多くない．

3．足底挿板の機能

基本的な機能は除圧および支持と矯正である．Total contact insole は荷重分散効果があり，中足骨頭底側や踵などの足底圧を減少させる[2]．痛みのある部位に柔らかい素材を用いることにより，除圧効果が高まる(図 5)．

楔状(ウェッジ)のインソールは，理論的には後足部の関節角度やモーメントを変化させる．しか

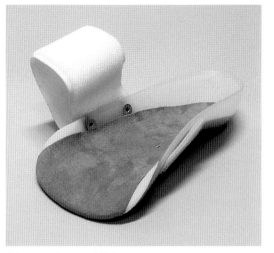

図 3. ストラップ付きの University of California
Biomechanics Laboratory（UCBL）装具

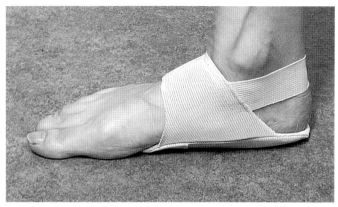

図 4. ストラップで足に装着する装具

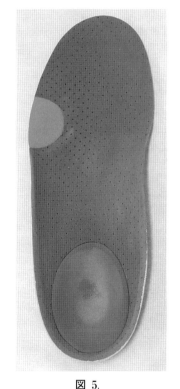

図 5.
踵底側と第 5 中足骨頭底側にクッションを追加したインソール（通常はトップカバーで覆うため，表面からは見えない）

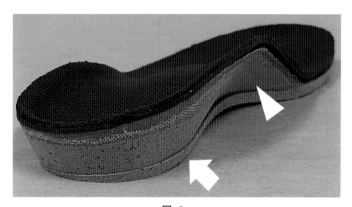

図 6.
内側アーチサポート（矢印）と後足部から前足部にわたる内側ウェッジ（矢頭）を組み合わせたインソール

意見もある[3]．一方，別のメタアナリシスでは，前足部から後足部にわたる内側ウェッジ（図 6）は扁平足に見られる歩行中の後足部の過度の外がえしを約 2° 減少させた[4]．内側アーチサポート単独や後足部のみの内側ウェッジは効果がなかった．さらに，いずれの形状でも外がえしモーメントの減少効果はなかった[4]．

　その他に，靴の中で足の動きを抑えて摩擦を減らす効果や，足関節周囲筋の活動を減少させる効果もある．

4．扁平足

　内側ウェッジおよびアーチサポート形状のインソールは，外反扁平足の後足部を矯正し，後脛骨筋の負荷を減らすことにより痛みを軽減する．小児，成人ともに効果が示されている[5]．しかし近年のネットワークメタアナリシスによると，その

し，成人扁平足を例にすると，システマティックレビューではそのバイオメカニクス的効果については統一した結論がない[3]．また材質や形状も標準化されたものがない．よって，成人期扁平足に対する一律のインソールの処方を再考すべきとの

効果は筋力訓練などの運動療法の半分程度である[5]．素材や形状で決まったものはないが，矯正できるのは可撓性のある変形に限るため，事前に評価する．またウェッジの角度が大きいほど効果が大きいが，着用時の不快感も強くなることに注意する．ただし，装具によって扁平足の進行を遅らせたり，小児におけるアーチの形成を助けたりするというエビデンスは乏しい．よって，無症状の小児期扁平足には装具を処方しないことがすすめられている[6]．

5．その他の疾患

足底腱膜炎は頻度の多い足部疾患のため，インソールを処方する機会が多い．しかし，システマティックレビューでは，採型した足底挿板でも市販のものでも効果に差がないとされている[1]．踵部に柔らかい素材を用いる（**図5**）．外反母趾に対するインソールは，変形の矯正効果はないが外側趾の屈趾に伴う中足骨頭底側の痛みなどに効果がある[7]．リスフラン関節など中足部の変形性関節症や強剛母趾に対してもインソールが頻繁に用いられるが，質の高いエビデンスはない[8]．臨床的には，加齢に伴う足底軟部組織の菲薄化が原因で立位，歩行時に中足骨頭底側に痛みを訴える，いわゆる mechanical metatarsalgia などに対しても有効である．

内側型の変形性足関節症では，外側ウェッジのインソールが有効なことがある．有効性を裏付ける臨床エビデンスはないが，軽度から中等度の変形で可撓性のある例が適応と考える．外側ウェッジをつける際は，内側アーチサポートは低くしている．

関節リウマチや糖尿病に伴う足部変形に対しても，除痛や潰瘍の予防・治療，歩行機能の改善を目的としてインソールが適応となる[9]．変形が強い場合や潰瘍を伴う場合などは靴型装具と併用する[10]．

インソールは中足骨や脛骨の疲労骨折の予防効果があることが示されている[11]．身体活動量が極端に増加するアスリートなど，リスクが高い患者に考慮する．採型したものである必要はなく，市販のものでも効果は同様である．

外反母趾用装具

外反母趾の大半は保存療法で対応できる．保存療法の中心は，変形に対応した靴の選択，母趾外転訓練などの運動療法と装具療法である．本稿では，装具のうち前項で述べたインソール以外のものについて解説する．

1．外転装具（図7）

本邦の外反母趾診療ガイドラインでは，軽度から中等度の変形に対して数度程度の変形矯正効果と除痛効果が期待できる，とされている[12]．また，日常診療では術後の再発予防目的で用いることも少なくない．重度の外反母趾では装具の装着が困難で，無理につけるとストラップが食い込んで痛いことが多いため，適応は限られる．夜間や屋内での使用が主だが，半硬性のものが比較的使いやすい．

2．除圧装具他（図8）

シリコン製の除圧装具は，様々な大きさや形状のものがあり，痛みの部位により使い分ける．趾間の痛みや屈趾が靴にあたる部分に用いると，簡単に痛みが改善することがある．市販でも購入できるが，外来に備えておくと大変便利である．

第1趾間の趾間装具（toe separator）は，軽度の外反母趾に対して汎用される（**図9**）．重度の外反母趾では装着が難しく，また母趾が矯正されずに第2趾が外反してしまうことが多い．インソールに toe separator がついたものは，外反母趾の矯正効果および除痛効果が高いとされる[13]．

文　献

1) Whittaker GA, et al：Foot orthoses for plantar heel pain：a systematic review and meta-analysis. *Br J Sports Med*, **52**(5)：322-328, 2018.
2) Gerrard JM, et al：Effect of different orthotic materials on plantar pressures：a systematic review. *J Foot Ankle Res*, **13**(1)：35, 2020.

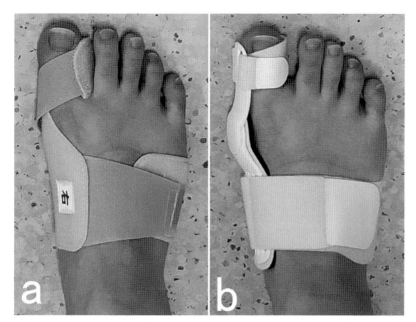

a．ストラップ型　　　　　b．ジョイント型

図 7．母趾外転装具

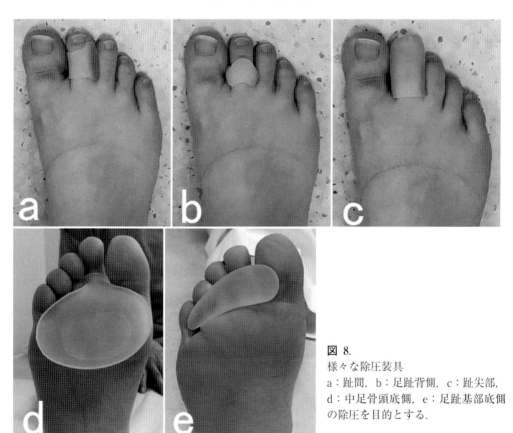

図 8.
様々な除圧装具
a：趾間，b：足趾背側，c：趾尖部，
d：中足骨頭底側，e：足趾基部底側
の除圧を目的とする．

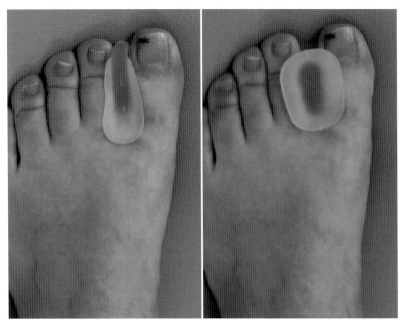

図 9. 第 1 趾間の趾間装具（toe separator）

3) Herchenröder M, et al：Evidence for foot ortho-
   ses for adults with flatfoot：a systematic review.
   J Foot Ankle Res, **14**(1)：57, 2021.
4) Desmyttere G, et al：Effect of foot orthosis
   design on lower limb joint kinematics and kinet-
   ics during walking in flexible pes planovalgus：
   A systematic review and meta-analysis. *Clin
   Biomech(Bristol, Avon)*, **59**：117-129, 2018.
   Summary 外反扁平足に対するインソールのバイ
   オメカニクス的効果に関するメタアナリシス．
5) Hoang NT, et al：The Impact of Foot Orthoses
   and Exercises on Pain and Navicular Drop for
   Adult Flatfoot：A Network Meta-Analysis. *Int J
   Environ Res Public Health*, **18**(15)：8063, 2021.
   Summary 成人の外反扁平足に対するインソール
   および運動療法の臨床的効果に関するネット
   ワークメタアナリシス．
6) Hill M, et al：Effectiveness of therapeutic foot-
   wear for children：A systematic review. *J Foot
   Ankle Res*, **13**(1)：23, 2020.
7) Nakagawa R, et al：Efficacy of foot orthoses as
   nonoperative treatment for hallux valgus：A 2-
   year follow-up study. *J Orthop Sci*, **24**(3)：526-
   531, 2018.
8) Kon Kam King C, et al：Comprehensive Review
   of Non-Operative Management of Hallux Rigi-
   dus. *Cureus*, **9**(1)：e987, 2017.
9) Tenten-Diepenmaat M, et al：Multidisciplinary
   recommendations for diagnosis and treatment of
   foot problems in people with rheumatoid arthri-
   tis. *J Foot Ankle Res*, **11**：37, 2018.
10) Bus SA, et al：Guidelines on offloading foot
    ulcers in persons with diabetes(IWGDF 2019
    update). *Diabetes Metab Res Rev*, **36**(Suppl 1)：
    e3274, 2020.
11) Bonanno DR, et al：Effectiveness of foot orthoses
    and shock-absorbing insoles for the prevention
    of injury：a systematic review and meta-analy-
    sis. *Br J Sports Med*, **51**(2)：86-96, 2017.
12) 日本整形外科学会診療ガイドライン委員会ほ
    か：外反母趾診療ガイドライン 2022 改訂第 3 版,
    南江堂，2022.
    Summary：装具療法を含めた外反母趾の診療に関
    する本邦のガイドライン．
13) Kwan MY, et al：Hallux valgus orthosis charac-
    teristics and effectiveness：a systematic review
    with meta-analysis. *BMJ Open*, **11**(8)：e047273,
    2021.

詳しくはこちら！

睡眠環境学入門

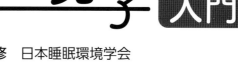

監修　日本睡眠環境学会
編集　日本睡眠環境学会睡眠教育委員会

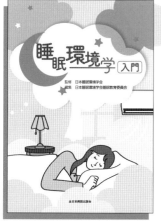

睡眠改善・研究に携わる睡眠のエキスパートから寝具メーカーに従事されている研究者まで、幅広い豪華執筆陣による最新の詳細な実験・調査分析結果や、良い眠りのためのノウハウが凝縮されています。

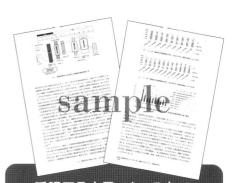

sample

睡眠のスペシャリスト「睡眠環境・寝具指導士」を目指す方にとってもオススメの一冊です！

睡眠不足大国である日本が、
質の高い睡眠をとり
well-being 向上を目指すために
正しい睡眠の知識を学べる入門書！

2023 年 6 月発行　B5 判 270 頁
定価 3,850 円（本体価格 3,500 円＋税）

CONTENTS

第 1 章　睡眠環境学の現状と展望
1. 睡眠環境の歴史的変遷
2. 睡眠環境学の現状と課題

第 2 章　睡眠科学の基礎
1. 睡眠の役割と多様性
2. 睡眠時の生理現象
3. 睡眠時の心理現象
4. 睡眠と記憶
5. 睡眠・覚醒の調整機構
6. 生体リズム
7. 睡眠のライフサイクルと個人差

第 3 章　睡眠環境の基礎
1. 寝室環境と睡眠環境
2. 睡眠環境の 3 要素
　　1）温熱環境
　　2）光環境
　　3）音環境
3. 騒音環境と睡眠，心身への影響—快適睡眠のための騒音対策—
4. 避難所環境の整備—冬季における睡眠や体温に及ぼす寝具の影響—
5. 睡眠とカフェイン，アルコール，ニコチン—薬理作用と留意点—

第 4 章　睡眠マネジメント，睡眠の評価
1. 社会の課題と睡眠や生体リズムの問題
2. 健全発達のための早期からの睡眠教育
3. バイオマーカーを用いたストレス，睡眠の評価
4. 就労層の睡眠マネジメントの実践手法と評価
5. 学校での睡眠教育の実践手法と評価
6. 発達障害児の睡眠の理解と支援
7. 地域での睡眠マネジメントの実践手法と評価
8. 睡眠教育と睡眠環境調整による睡眠マネジメント
9. 時差と睡眠，睡眠・覚醒リズムの変化—時差障害対策を含めて—
10. 睡眠改善に関連した香り，香りの時間生物学的活用法

第 5 章　睡眠をとりまく現代の環境課題と睡眠支援
1. 時間栄養学と睡眠，運動—時間健康科学への展開—
2. 時間栄養学とスポーツ—世代別・競技別の食事・睡眠のタイミング—
3. 入浴，入浴剤を活用した睡眠改善—ホテル，海外旅行での睡眠改善—
4. 睡眠・覚醒リズムの連続計測と睡眠マネジメントへの活用
5. ベッド設置型睡眠計を用いた睡眠の評価と改善
6. 介護業務支援における睡眠テックなどのデータ利用
7. 高齢者の自宅での日常生活と睡眠
8. エアコンの室内環境評価技術から睡眠環境を考える
9. センサー内蔵マットレス，仮眠ルーム，健康経営

Column
❶ 睡眠研究を覗き見る
　　—魂・意識から感覚・行動・脳波へと—
❷ 寝床気候の研究を通じての思い
❸ 睡眠環境：温湿度編
　　—冬の寝室湿度にはご注意を！—
❹ 20 年前に行った「子どもの睡眠教育」
❺ 睡眠の質を求めて
❻ 「ネムリヒミツラボ」の試み

全日本病院出版会
www.zenniti.com

〒113-0033 東京都文京区本郷 3-16-4　Tel：03-5689-5989
Fax：03-5689-8030

特集／知っておくべき！治療用装具・更生用補装具の知識の整理

小児疾患に対する下肢装具

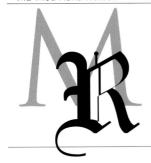

鶴岡弘章*

Abstract　小児に対し下肢装具を処方する主な疾病として，脳性麻痺と二分脊椎が挙げられる．小児は成人と異なる診察上注意すべき点があり，成長や本人の受け入れなどを考慮する必要がある．脳性麻痺は伸展反射機能亢進を特徴とする痙直型が多く，痙直型脳性麻痺では，はさみ肢位やかがみ肢位となることが多い．成長の過程に応じた適切な装具を処方し，可能な限り運動発達を促進させ，二次障害を起こさないようにする必要がある．また，二分脊椎は胎生期における脊柱管の椎弓や棘突起の癒合不全を原因とするが，下肢の運動障害のほか，感覚障害，膀胱直腸障害を合併する．また，水頭症などの中枢神経合併症にも注意が必要である．麻痺の高位による病態を理解したうえで，立位保持装具や下肢装具などを，適切な時期に適切に処方する必要がある．

Key words　脳性麻痺（cerebral palsy），二分脊椎（spina bifida），装具（brace）

はじめに

小児疾患に対する下肢装具を処方する際は，まず小児特有の問題があることを理解する必要がある．小児は，発達の段階や知的な問題などが原因で，自分で痛みなどを訴えられない場合があり，装具の不適合があった場合にも伝えられないことがある．そのため，日常からの観察者である親の意見は大変参考になる．たとえば，装具をつけると歩きたがらない，なんだか歩き方がおかしいなどの訴えがある場合は，必ず原因を究明し，改善を加え，装具が原因で皮膚の損傷や褥瘡を起こさないようにする必要がある．

また，成人とは異なる特徴として，成長することが挙げられる．運動発達の状況に応じて適切な時期に適切な装具を処方することはもちろんであるが，成長により装具の不適合が起こる可能性があり，成人よりこまめに使用状況を確認し，必要であれば修理，再作製を行う必要がある．

また，装具を作製しても本人が装着を嫌がり，使用できないということもある．当センターでは，本人の受け入れが悪いことが予想される場合などは，サンプルとして保管してある装具を用いて，作製前の理学療法の際などに本人の受け入れを確認している．

脳性麻痺では，装具で変形を予防できるというエビデンスはなく，機能を促進するというエビデンスも弱いこと[1]から，装具はそもそも拘束を強制するものであり，効果とのバランスを常に考え，必要がなければ処方しない，もしくは使用を必要最低限に留めることを念頭に置くべきである．

脳性麻痺

脳性麻痺は「受胎から新生児期（生後4週以内）に生じる，脳の非進行性病変に基づく，永続的なしかし変化しうる運動および姿勢の異常である」と定義されている（厚生省脳性麻痺研究班，1964）．その原因は脳形成異常（脳奇形，脳神経細

*　Hiroaki TSURUOKA，〒266-0005　千葉県千葉市緑区誉田町1-45-2　千葉県千葉リハビリテーションセンター，部長

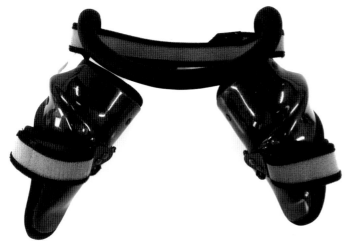

図 1. グーくん（股関節外転装具）

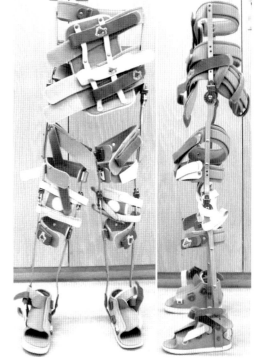

a. 正面   b. 側面

図 2. 骨盤帯付き長下肢装具（hip-knee-ankle-foot orthosis；HKAFO）

胞の遊走異常など），脳血管障害（脳梗塞，低出生体重児の脳室周囲白質軟化症，頭蓋内出血など），中枢神経感染（胎内サイトメガロウイルス感染症など），分娩時仮死などである．その頻度は北原らの報告[2]によれば，出生 1,000 に対し 2〜3 とされている．脳性麻痺は病型により痙直型（錐体路障害による伸展反射系機能亢進：深部腱反射の亢進，クローヌスを認める），アテトーゼ型（錐体外路障害：不随意運動を特徴とする），失調型（主に視床，小脳障害による深部感覚，平衡感覚障害），弛緩型（筋緊張の低下），固縮型（錐体外路障害：他動運動に対する抵抗を特徴とする），混合型（上記の複数の症状を認める）に分類される．頻度は，痙直型が約 65%，アテトーゼ型が約 25% で，痙直型が最も多い．痙直型はさらに麻痺の部位により，単麻痺（一肢のみの麻痺），対麻痺（両下肢の麻痺），片麻痺（片側上下肢の麻痺），両麻痺（両下肢に優位で両上肢に軽い痙性麻痺），四肢麻痺（四肢すべての麻痺）に分類される．

痙直型では，筋の緊張と筋力低下が原因となり，年齢とともに筋・腱の短縮，骨変形，関節拘縮，脱臼を生じるため，これらを予防するために，適切な介入を行う必要がある．

痙直型では，立位，歩行時にはさみ肢位（scissor leg）（股関節屈曲），かがみ肢位（crouching posture）（股関節屈曲，膝関節屈曲）を取ることが特徴的である．また，重度の脳性麻痺では痙性と同時に運動，姿勢の異常，随意運動の麻痺などで風に吹かれた変形（wind blown deformity）[3]を呈することがあり，脊柱側弯症と麻痺性股関節脱臼を伴うことが多い[4].

1．股関節外転装具

立位・歩行時のはさみ肢位を改善するために股関節外転装具が処方される．

SWASH（sitting walking and standing hip orthosis）装具は股関節屈曲に従い外転角が強くなるよう股継手が工夫されており，立位，座位ともに適切な股関節外転角度が得られる．

グーくん（図 1）は継手が左右独立しておらず交互性歩行が可能な例には使用できず，座位，臥位での使用が主となるが，装着感が良く受け入れられやすい．

股関節脱臼を予防する効果に関しての有用性は明らかではなく[5)6)]，股関節脱臼が進行している場合や将来脱臼するリスクの高い症例に対しては，筋解離術や臼蓋形成術，大腿骨頭内反骨切り術などの手術療法を検討すべきである[7].

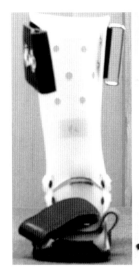
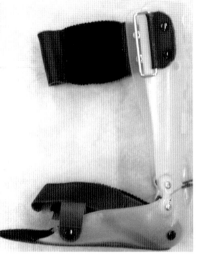
a．正面　　　　　　　b．側面

図 3. 足継手付きプラスチック製 AFO

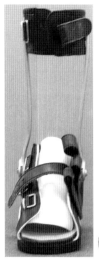
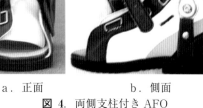
a．正面　　　　　　　b．側面

図 4. 両側支柱付き AFO

2．骨盤帯付き長下肢装具(hip-knee-ankle-foot orthosis；HKAFO)(図2)

かがみ肢位すなわち股関節屈曲，膝関節屈曲および尖足のため，体幹が前屈し，立位姿勢を取ることが困難な場合に用いる．股関節の内旋，内転位を矯正することも可能である．また，弛緩性麻痺で股関節以下の支持性が弱い場合に用いる．

装着は煩雑であり，主に訓練目的に作成され，立位訓練を開始する比較的幼少期に用いられる．

3．長下肢装具(knee-ankle-foot orthosis；KAFO)

膝関節屈曲変形が強い場合は長下肢装具を用いて膝を伸展位に保つことで歩行訓練を行うことができる．膝関節の矯正のため，膝パッドを用いる．膝パッドを用いて，外反膝や内反膝を矯正することもできる．膝継手は，リングロックとダイヤルロックがあり，ハムストリング腱延長術後などで膝伸展角が変化し得る場合はダイヤルロックを選択することで膝関節の角度調整が可能である．また，尖足による反張膝に対しても長下肢装具を用いて，膝関節屈曲位での歩行訓練を行うこともできる．長下肢装具を用いた歩行は，松葉杖歩行もしくは歩行器歩行となる．

4．短下肢装具(ankle-foot orthosis；AFO)

尖足の矯正のために用いられる．成長による尖足の進行予防のため，夜間に足関節を背屈位に保つ夜間装具[8]が用いられてきたが，明らかなエビデンスはない．

1）プラスチック製 AFO(図3)

金属支柱付きの AFO に比べ軽く，より幼少期に用いられる．立位訓練時に足底接地を得る目的では，足継手のないプラスチック製 AFO の方が安定するが，歩行訓練を行う場合は足継手付きの方が歩行を行いやすい．足部変形が軽度であり，静的には足関節の背屈が可能な症例が適応となる．

2）両側支柱付き AFO(図4)

主に学童期以降に用いられる．歩行時に踵が浮かないように足背ベルトを用いることもできる．歩行時に足趾の屈曲を認める場合は，趾枕などで足趾を伸展させる．足関節の背屈が得られない場合は，踵の補高を行い，足部全体で体重を受けるようにする．足継手は Klenzak 継手ないしは，底背屈の調整を行える double Klenzak 継手が用いられる．

5．靴型装具・足底装具

尖足の状態で立位・歩行を続けていると外反扁平足変形が起こり，これがさらに固定化すると舟底足(rocker bottom)変形となる．この状態では，裸足で荷重することで，舟状骨部などに胼胝を形成し，痛みの原因となるため，足底装具，靴型装

具，靴型装具付きのAFOの適応となる．足底装具は採型により荷重を分散させ，扁平足に対しては内側アーチサポートやメタターザルパッドを用いる．靴型装具ではさらに足底をトーマスヒールとする．靴型装具付き両側支柱付きAFOではTストラップで内側から外側に引くことで外反を矯正することができる．

二分脊椎

1．病　態

胎生期における脊柱管の椎弓や棘突起の癒合不全が原因となる．日本における発生頻度は出生3,000に対し1である．腰仙椎に好発し，脊髄の障害により下肢の運動麻痺，感覚障害，膀胱直腸障害を呈する．胸髄レベルの麻痺では，椎体，肋骨，仙骨の奇形により側弯や後弯などの脊柱の異常が見られることがある．また，中枢神経合併症として，水頭症，Arnold-Chiari奇形，脊髄係留症候群などがあることに留意する必要がある．

装具処方の目的としては，早期から立位荷重や移動，歩行などの訓練を可能とし，運動能力を向上させること，また，立位を取ることにより視野が広がることでの知的発達の促進や上肢機能の向上が期待できること，四肢や脊椎の変形の進行を予防すること，坐骨，足部などの褥瘡の予防，手術療法との連携などが挙げられる．

下肢機能の評価には，髄節を基準としたSharrardの分類[9]（表1）や，移動能力の分類として移動能力を4群に分類したHofferの分類[10]やFMS（functional mobility scale）[11]などが用いられる．

装具の選択は，機能残存レベルに応じて判断する．

1）胸椎（第12胸椎より高位）・上部腰椎レベル（第1から3腰椎）

胸椎の麻痺の場合は，股関節を動かすことができず，実用歩行は不可能である．両松葉杖を用いて，体全体を前後に振ることで移動は可能だが，体重の増加とともに困難となる．上位腰椎の麻痺では，股関節の屈曲筋と内転筋のみが働き，伸展と外転ができないため，歩行は両松葉杖となるが，実用移動は困難である．

a）立位保持装具，起立補助装具：生後12〜24か月時に用いる．適応は頭部コントロールが良好で，座位が可能な症例である．立位を可能とすることで，視野が広がり発達の促進が期待でき，上肢を自由に使えるようになり，姿勢コントロールの向上，骨萎縮の予防などが期待できる．

b）Parapodium（図5）：モジュラー式の起立補助具で，アルミニウム製で軽量である．股関節・膝関節に継手があり座ることができる[12]．Swivel walkerを装着すると体重の前後移動により移動することもできる．

c）骨盤帯付き長下肢装具（HKAFO）：歩行訓練が可能となる3歳ぐらいから使用する．立位歩行には杖などが必要となる．

d）Reciprocating gait orthosis（RGO）（図6）：欧米では，ケーブルやバーで歩行時の交互運動が可能となるRGOが使用されている[14]．着脱は大変であり継続して使い続けるのは難しく，本人や家族の協力が不可欠なため，使用には十分な検討が必要である．上肢筋力が保たれ，股関節・膝関節の拘縮が30°以下で，股関節の能動的な屈曲が可能で，肥満がなく，著明な脊柱の変形がないことが適応となる．

e）内側股継手付き長下肢装具（Walkabout）（図7）：両側の長下肢装具（図7-b）を短軸股継手（図7-a）で接続したものである．立位，歩行の安定性に優れ，車椅子との併用も可能である[15]．

2）下部腰椎レベル（第4，5腰椎）

股関節の屈曲，内転だけでなく，膝関節の屈曲，伸展が可能である．股関節伸展筋力の低下を代償するために，体幹は後傾し，骨盤は前傾し，股関節は屈曲する．また，足底屈筋力の低下が見られ，立脚期で足関節背屈，膝屈曲となる（crouch gait）．下肢が前に出ないため，骨盤の回旋を利用して前進する．また，股関節外転筋力の低下を代償するため，体幹を側屈させるため，膝関節への外反ストレスが問題となる．AFOやKAFOが適

表 1. Sharrard による下肢麻痺症状, 発生頻度と歩行能力

	麻痺レベル	発生頻度	下肢の残存筋	変形			歩行能力
				股関節	膝関節	足関節および足	
I 群	Th		下肢筋はすべて麻痺				車椅子移動が実用的 骨盤帯付き長下肢装具で歩行可能
II 群	L1	3%	腸腰筋・縫工筋	屈曲, 外旋	動きなし	動きなし 内反尖足, 尖足	車椅子と杖歩行の併用
	L2	2.5%	股関節屈筋, 内転筋・大腿直筋は一部機能	屈曲, 内転	中等度の屈曲	動きなし 内反尖足, 尖足	
III 群	L3	5%	股関節屈筋, 内転筋, 大腿四頭筋	屈曲, 内転 股関節脱臼	伸展運動	動きなし 内反尖足, 内反足	長下肢装具と杖で非実用歩行
	L4	15%	股関節屈筋, 内転筋, 大腿四頭筋, 前脛骨筋	屈曲, 内転, 外旋 股関節脱臼	伸展運動 反張膝	背屈可能 踵足, 踵内反	短下肢装具と杖で実用歩行
IV 群	L5	12%	股関節屈筋, 内転筋, 大腿四頭筋, 前脛骨筋, 内側ハムストリング 股関節外転筋, 足関節底屈筋, 足趾伸筋は一部機能	屈曲, 内転, 外旋 外転筋力は弱い	伸展正常, 屈曲可能	背屈正常, 踵足変形	短下肢装具で自立歩行 装具なしでも歩行可能
V 群	S1	7.5%	股・膝関節は正常 足関節は前脛骨筋, 腓骨筋が強く腓腹筋と長母趾屈筋は少し	正常運動 伸展筋力は弱い	正常	凹足外反, 槌趾	装具は不要
	S2	12%	足内在筋の麻痺	正常	正常	凹足, 鉤爪趾	
VI 群	S3		麻痺筋なし	正常	正常	正常	問題なし

（文献 9 より引用改変）

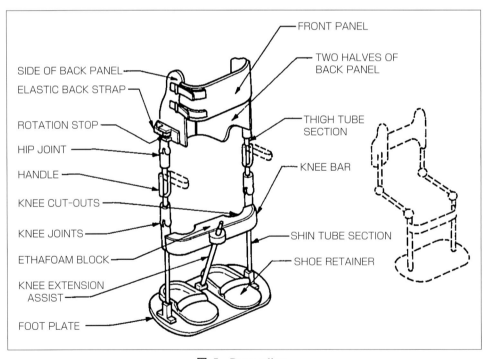

図 5. Parapodium

（文献 12 より引用）

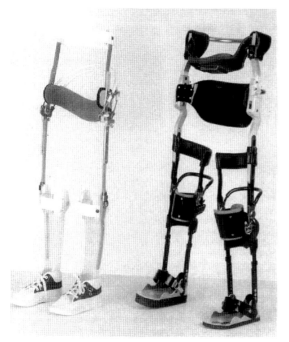

図 6. RGO(reciprocating gait orthosis)
左：ケーブル式，右：バー式
（文献 13 より引用）

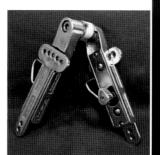

a．Walkabout　　　　　b．Walkabout system
図 7．Walkabout
（文献 15 より引用）

応となる.

3）仙椎レベル

　足関節から足部の麻痺が中心で装具を必要とし
ない場合が多い．上位仙髄では股関節伸展，外転
が弱い場合があり，体幹の後屈や，骨盤の前傾，
脊柱前弯が見られる場合がある．ほとんどが実用
歩行可能となる.

　下腿三頭筋の筋力低下による踵足や，外反足に
より膝関節が外反する場合には AFO を考慮する.

　また，外反足，凹足，また，踵部に褥瘡[16]を形
成する場合などは足底装具を処方する.

文　献

1）Autti-Rämö I, et al：Effectiveness of upper and
　lower limb casting and orthoses in children with
　cerebral palsy：an overview of review articles.
　Am J Phys Med Rehabil, **85**：89-103, 2006.
　Summary 脳性麻痺の小児における上肢および下
　肢のキャスティングと装具の有用性に対する
　systematic review.

2）北原　佶ほか：脳性麻痺．総合リハ，**32**：19-28,
　2004.

3）Persson-Bunke M, et al：Windswept hip defor-

4）Hodgkinson I, et al：Pelvic obliquity and scoliosis
　in non-ambulatory patients with cerebral
　palsy：a descriptive study of 234 patients over
　15 years of age. *Rev Chir Orthop Reparatrice
　Appar Mot*, **88**：337-341, 2002.

5）Pin TW：Effectiveness of static weight-bearing
　exercises in children with cerebral palsy. *Pedi-
　atr Phys Ther*, **19**：62-73, 2007.

6）Morris C, et al：Orthotic management of cere-
　bral palsy：recommendations from consensus
　conference. *NeuroRehabilitation*, **28**：37-46, 2011.
　Summary 脳性麻痺治療に関するエビデンスの検
　討．AFO は歩行可能例の歩行効率を改善する．一
　方で股関節，脊椎，上肢の装具のエビデンスは得
　られなかった.

7）Sankar WN, et al：Long-term follow-up after
　one-stage reconstruction of dislocated hips in
　patients with cerebral palsy. *J Pediatr Orthop*,
　26：1-7, 2006.

8）江口壽榮夫：装具治療マニュアル　疾患別・症状
　別適応，医歯薬出版，61-72，1999.

9）Sharrard WJ：Posterior iliopsoas transplantation
　in the treatment of paralytic dislocation of the
　hip. *J Bone Joint Surg Br*, **46**：426-444, 1964.

mity in children with cerebral palsy. *J Pediatr
Orthop B*, **15**：335-338, 2006.

10) Hoffer MM, et al : Functional ambulation in patients with myelomeningocele. *J Bone Joint Surg*, **55** : 137-148, 1973.

11) Graham HK, et al : The Functional Mobility Scale(FMS). *J Pediatr Orthop*, **24** : 514-520, 2004.

12) Carroll N : The orthotic management of the spina bifida child. *Clin Orthop Relat Res*, **102** : 108-114, 1974.

13) Phillips DL, et al : Reciprocating orthoses for children with myelomeningocele. A comparison of two types. *J Bone Joint Surg Br*, **77** : 110-113, 1995.

14) McCall RE, et al : Clinical experience with the reciprocal gait orthosis in myelodysplasia. *J Pediatr Orthop*, **6** : 157-161, 1986.

15) Onogi K, et al : Comparison of the effects of sliding-type and hinge-type joints of knee-ankle-foot orthoses on temporal gait parameters in patients with paraplegia. *Jpn J Compr Rehabil Sci*, **1** : 1-6, 2010.

16) Sherk HH, et al : Ground reaction forces on the plantar surface of the foot after talectomy in the myelomeningocele. *J Pediatr Orthop*, **9** : 269-275, 1989.

運動器臨床解剖学

ーチーム秋田の「メゾ解剖学」基本講座ー

好評

| 編集 | 東京医科歯科大学
秋田恵一　二村昭元 | 2020 年 5 月発行　B5 判　186 頁
定価 5,940 円(本体 5,400 円＋税) |

マクロよりも詳しく、ミクロよりもわかりやすく！
「関節鏡視下手術時代に必要なメゾ (中間の) 解剖学」

肩、肘、手、股、膝、足を中心に、今までの解剖学の「通説」を覆す新しい知見をまとめた本書。
解剖学を学ぶ方のみならず、運動器を扱うすべての方必読です‼

目次

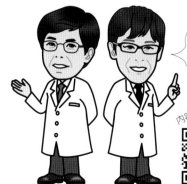

新しい知見はぜひ
ご自身の目で
お確かめ下さい

内容紹介はこちら!

全日本病院出版会　〒113-0033 東京都文京区本郷 3-16-4　Tel:03-5689-5989
www.zenniti.com　　　　　　　　　　　　　　　　　　Fax:03-5689-8030

第 39 回日本義肢装具学会学術大会

会　期：2023 年 10 月 28 日（土）〜10 月 29 日（日）
大会長：花山耕三（川崎医科大学リハビリテーション医学　教授）
会　場：岡山コンベンションセンター, 岡山県医師会館
テーマ：多職種が関わる義肢・装具
問い合わせ：第 39 回日本義肢装具学会学術大会　運営事務局
株式会社 JTB コミュニケーションデザイン
事業共創部　コンベンション第二事業局内
〒541-0056　大阪市中央区久太郎町 2-1-25
JTB ビル 8F
E-mail：jspo_39@jtbcom.co.jp
詳細は学術大会ホームページをご覧ください。
https://convention.jtbcom.co.jp/jspo39/

第 59 回　日本交通科学学会 学術講演会

開催日：2023 年 11 月 11 日（土）〜12 日（日）
大会長：渡邉　修（東京慈恵会医科大学リハビリテーション医学講座　教授）
会　場：東京慈恵会医科大学　1 号館　3 階講堂, 5 階講堂
開催形式：集会形式
テーマ：「高齢者・障害者の安全・安心な交通社会を目指して」
問い合わせ：東京慈恵会医科大学附属第三病院　リハビリテーション科
TEL：03-3480-1151
E-mail：2023jcts59@gmail.com
詳細は学術講演会ホームページをご参照ください.
http://jcts.umin.ne.jp/sokai/sokaiitiran.html

第 24 回日本褥瘡学会 中国四国地方会学術集会

会　期：2024 年 3 月 17 日（日）
会　場：高知市文化プラザかるぽーと
〒781-9529　高知市九反田 2-1
会　長：赤松　順（社会医療法人近森会 近森病院 形成外科）
テーマ：レジリエント・コミュニケーション in 高知
―職種を超えて再発見！―
Ｕ Ｒ Ｌ：https://www.kwcs.jp/jspucs24/index.html
事務局：
社会医療法人近森会 近森病院 形成外科
〒780-8522　高知県高知市大川筋一丁目 1-16
運営事務局：
株式会社キョードープラス
〒701-0205　岡山県岡山市南区妹尾 2346-1
TEL：086-250-7681　FAX：086-250-7682
E-mail：jspucs24@kwcs.jp

◀さらに詳しい情報は
HP を CHECK！

輝生会がおくる！

好評

リハビリテーションチーム研修テキスト

―チームアプローチの真髄を理解する―

2022年2月発行
B5判 218頁
定価3,850円（本体3,500円＋税）

監修 石川 誠 水間正澄
編集 池田吉隆 取出涼子 木川和子

専門職による職種を超えたチームアプローチの作り方！

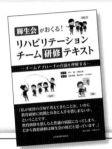

輝生会開設者の石川 誠が最も力を入れてきた
「教育研修」を余すことなく解説。
人材育成、リハビリテーションチームの醸成など
現場教育へ応用していただきたい一書です！

CONTENTS

詳しくはこちら！

 全日本病院出版会　〒113-0033 東京都文京区本郷3-16-4　Tel：03-5689-5989
www.zenniti.com　　　　　　　　　　　　　　　　　　　　Fax：03-5689-8030

FAXによる注文・住所変更届け

毎度ご購読いただきましてありがとうございます.

読者の皆様方に小社の本をより確実にお届けさせていただくために，FAX でのご注文・住所変更届けを受けつけております．この機会に是非ご利用ください．

◇ご利用方法

FAX 専用注文書・住所変更届けは，そのまま切り離して FAX 用紙としてご利用ください．また，注文の場合手続き終了後，ご購入商品と郵便振替用紙を同封してお送りいたします．**代金が 5,000 円をこえる場合，代金引換便とさせて頂きます．**その他，申し込み・変更届けの方法は電話，郵便はがきも同様です．

◇代金引換について

本の代金が 5,000 円をこえる場合，代金引換とさせて頂きます．配達員が商品をお届けした際に，現金またはクレジットカード・デビットカードにて代金を配達員にお支払い下さい(本の代金＋消費税＋送料)．(※年間定期購読と同時に 5,000 円をこえるご注文を頂いた場合は代金引換とはなりません．郵便振替用紙を同封して発送いたします．代金後払いという形になります．送料は定期購読を含むご注文の場合は頂きません)

◇年間定期購読のお申し込みについて

年間定期購読は，1 年分を前金で頂いておりますため，代金引換とはなりません．郵便振替用紙を本と同封または別送いたします．送料無料，また何月号からでもお申込み頂けます．

毎年末，次年度定期購読のご案内をお送りいたしますので，定期購読更新のお手間が非常に少なく済みます．

◇住所変更届けについて

年間購読をお申し込みされております方は，その期間中お届け先が変更します際，必ずご連絡下さいますようよろしくお願い致します．

◇取消，変更について

取消，変更につきましては，お早めに FAX，お電話でお知らせ下さい．

返品は，原則として受けつけておりませんが，返品の場合の郵送料はお客様負担とさせていただきます．その際は必ず小社へご連絡ください．

◇ご送本について

ご送本につきましては，ご注文がありましてから約 1 週間前後とみていただきたいと思います．お急ぎの方は，ご注文の際にその旨をご記入ください．至急送らせていただきます．2～3 日でお手元に届くように手配いたします．

◇個人情報の利用目的

お客様から収集させていただいた個人情報，ご注文情報は本サービスを提供する目的(本の発送，ご注文内容の確認，問い合わせに対しての回答等)以外には利用することはございません．

その他，ご不明な点は小社までご連絡ください．

株式会社 全日本病院出版会　〒113-0033 東京都文京区本郷 3-16-4-7F
電話 03(5689)5989　FAX03(5689)8030　郵便振替口座 00160-9-58753

FAX 専用注文書

5,000 円以上代金引換

ご購入される書籍・雑誌名に○印と冊数をご記入ください

○	書 籍 名	定価	冊数
	睡眠環境学入門	¥3,850	
	AKO 手術における私の工夫［Web 動画付き］	¥7,480	
	健康・医療・福祉のための睡眠検定ハンドブック up to date	¥4,950	
	輝生会がおくる！リハビリテーションチーム研修テキスト	¥3,850	
	ポケット判　主訴から引く足のプライマリケアマニュアル	¥6,380	
	まず知っておきたい！がん治療のお金，医療サービス事典	¥2,200	
	カラーアトラス　爪の診療実践ガイド　改訂第 2 版	¥7,920	
	明日の足診療シリーズ I 足の変性疾患・後天性変形の診かた	¥9,350	
	運動器臨床解剖学—チーム秋田の「メゾ解剖学」基本講座—	¥5,940	
	ストレスチェック時代の睡眠・生活リズム改善実践マニュアル	¥3,630	
	超実践！がん患者に必要な口腔ケア	¥4,290	
	足関節ねんざ症候群—足くびのねんざを正しく理解する書—	¥5,500	
	読めばわかる！臨床不眠治療—睡眠専門医が伝授する不眠の知識—	¥3,300	
	骨折治療基本手技アトラス—押さえておきたい 10 のプロジェクト—	¥16,500	
	足育学　外来でみるフットケア・フットヘルスウェア	¥7,700	
	四季を楽しむビジュアル嚥下食レシピ	¥3,960	
	病院と在宅をつなぐ 脳神経内科の摂食嚥下障害—病態理解と専門職の視点—	¥4,950	
	睡眠からみた認知症診療ハンドブック—早期診断と多角的治療アプローチ—	¥3,850	
	肘実践講座　よくわかる野球肘　肘の内側部障害—病態と対応—	¥9,350	
	医療・看護・介護で役立つ嚥下治療エッセンスノート	¥3,630	
	こどものスポーツ外来—親もナットク！このケア・この説明—	¥7,040	
	野球ヒジ診療ハンドブック—肘の診断から治療，検診まで—	¥3,960	
	見逃さない！骨・軟部腫瘍外科画像アトラス	¥6,600	
	肘実践講座　よくわかる野球肘　離断性骨軟骨炎	¥8,250	
	これでわかる！スポーツ損傷超音波診断 肩・肘＋α	¥5,060	
	達人が教える外傷骨折治療	¥8,800	

バックナンバー申込（※ 特集タイトルはバックナンバー 一覧をご参照ください）

❀メディカルリハビリテーション（No）

No＿＿＿＿　　No＿＿＿＿　　No＿＿＿＿　　No＿＿＿＿　　No＿＿＿＿
No＿＿＿＿　　No＿＿＿＿　　No＿＿＿＿　　No＿＿＿＿　　No＿＿＿＿

❀オルソペディクス（Vol/No）

Vol/No＿＿＿　Vol/No＿＿＿　Vol/No＿＿＿　Vol/No＿＿＿　Vol/No＿＿＿

年間定期購読申込

❀メディカルリハビリテーション	No.	から
❀オルソペディクス	Vol.　　　No.	から

TEL：	（　　　）	FAX：	（　　　）

ご 住 所	〒		
フリガナ		診療科目	
お 名 前		要捺印	

FAX 03-5689-8030 全日本病院出版会行

年　　月　　日

住 所 変 更 届 け

お 名 前	フリガナ	
お客様番号		毎回お送りしています封筒のお名前の右上に印字されております8ケタの番号をご記入下さい。
新お届け先	〒　　　　　　都 道 　　　　　　　府 県	
新電話番号	（　　　　　）	
変更日付	年　　月　　日より	月号より
旧お届け先	〒	

※ 年間購読を注文されております雑誌・書籍名に✓を付けて下さい。

☐ Monthly Book Orthopaedics （月刊誌）

☐ Monthly Book Derma. （月刊誌）

☐ Monthly Book Medical Rehabilitation （月刊誌）

☐ Monthly Book ENTONI （月刊誌）

☐ PEPARS （月刊誌）

☐ Monthly Book OCULISTA （月刊誌）

FAX 03-5689-8030

全日本病院出版会行

Monthly Book
MEDICAL REHABILITATION

好評
No. 276
2022年7月
増刊号

回復期
リハビリテーション病棟における
疾患・障害管理のコツQ&A
─困ること，対処法─

編集企画　西広島リハビリテーション病院院長　**岡本隆嗣**
B5判　228頁　定価 5,500 円（本体価格 5,000 円＋税）

学ぶべきこと、対応すべきことが多岐にわたる回復期リハビリテーション病棟で遭遇する様々な疾患・障害の管理や対応方法を 1 冊にまとめました！
回復期リハビリテーション病棟での現場において、今後のための入門書として、今までの復習として、ぜひお役立てください！

目次 ◆◆◆◆

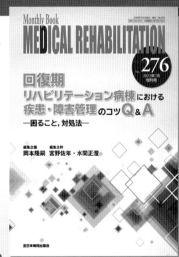

24 の疾患・障害に関する 40 項目の
ギモンにお答えしています！

全日本病院出版会　〒113-0033 東京都文京区本郷 3-16-4　Tel：03-5689-5989
　　　　　　　　　　　www.zenniti.com　　　　　　　　　　　　　　Fax：03-5689-8030

MEDICAL REHABILITATION

■ バックナンバー一覧

各号定価 2,750 円（本体 2,500 円＋税）．（増刊・増大号を除く）
在庫僅少品もございます．品切の場合はご容赦ください．
（2023 年 8 月現在）

掲載されていないバックナンバーにつきまし
ては，弊社ホームページ（www.zenniti.com）
をご覧下さい．

2023 年 年間購読 受付中！
年間購読料 40,150 円（消費税込）（送料弊社負担）
（通常号 11 冊＋増大号 1 冊＋増刊号 1 冊：合計 13 冊）

click

| 全日本病院出版会 | | 検 索 |

2022-2023 日本医書出版協会・認定書店一覧

日本医書出版協会では下記書店を医学書の専門店・販売店として認定しております。本協会認定証のある書店では，医学・看護書に関する専門的知識をもった経験豊かな係員が皆様のご購入に際して，ご相談やお問い合わせに応えさせていただきます。

また正確で新しい情報を常にキャッチし，見やすい商品構成などにも心がけて皆様をお迎えいたします。医学書・看護書をご購入の際は，お気軽に，安心して認定店をご利用賜りますようご案内申し上げます。

■ 認定医学書専門店

＊医学書専門店の全店舗(本・支店, 営業所, 外商部)が認定店です。

北海道	東京堂書店	東 京	文光堂書店	静 岡	ガリバー	広 島	井上書店
	昭和書房		医学堂書店		吉見書店	山 口	井上書店
岩 手	東山堂		稲垣書店		谷島屋	香 川	宮脇書店
宮 城	アイエ書店		文進堂書店	三 重	ワニコ書店	愛 媛	新丸三書店
福 島	岩瀬書店	神奈川	鈴文堂	京 都	辻井書院	高 知	金高堂書店
山 形	髙陽堂書店	富 山	中田図書販売	大 阪	関西医書	徳 島	久米書店
栃 木	廣川書店	福 井	勝木書店		ワニコ書店	福 岡	九州神陵文庫
	大学書房	長 野	明倫堂書店	兵 庫	神陵文庫	熊 本	金龍堂
群 馬	廣川書店	新 潟	考古堂書店	奈 良	奈良栗田書店	宮 崎	田中図書販売
千 葉	志学書店		西村書店	島 根	島根井上書店	沖 縄	琉球光和考文堂
埼 玉	佃文教堂	愛 知	大竹書店	岡 山	泰山堂書店		

■ 認定医学書販売店

北海道	丸善雄松堂 ・札幌営業部	東 京	丸善雄松堂 ・東京営業第一統括部	石 川	明文堂書店 ・金沢ビーンズ
	紀伊國屋書店 ・札幌本店		丸善 ・丸の内本店	京 都	大垣書店 ・イオンモールKYOTO店
宮 城	丸善雄松堂 ・仙台営業部		オリオン書房 ・ノルテ店	大 阪	紀伊國屋書店 ・梅田本店 ・グランフロント大阪店
	丸善 ・仙台アエル店	神奈川	有隣堂 ・本店医学書センター ・第二営業部 書籍営業課 ・医学書センター北里大学病院店 ・横浜駅西口店医学書センター		ジュンク堂書店 ・大阪本店
茨 城	ACADEMIA ・イーアスつくば店				MARUZEN&ジュンク堂書店 ・梅田店
東 京	三省堂書店 ・神保町本店		丸善 ・ラゾーナ川崎店	福 岡	丸善雄松堂 ・福岡営業部
	ジュンク堂書店 ・池袋本店	愛 知	丸善雄松堂 ・名古屋営業部		ジュンク堂書店 ・福岡店
	紀伊國屋書店 ・新宿本店新宿医書センター		三省堂書店 ・名古屋本店	沖 縄	ジュンク堂書店 ・那覇店

2023.02作成

JMPA
japan medical publishers association

一般社団法人
日本医書出版協会
https://www.medbooks.or.jp/

〒113-0033
東京都文京区本郷5-1-13 KSビル7F
TEL (03)3818-0160　FAX (03)3818-0159

編集主幹：宮野佐年　医療法人財団健貢会総合東京病院 　　　　　　　　リハビリテーション科センター長 　　　　　水間正澄　医療法人社団輝生会理事長 　　　　　　　　昭和大学名誉教授	**No.292**　**編集企画：** 菊地尚久　千葉県千葉リハビリテーションセンター 　　　　　　センター長

Monthly Book Medical Rehabilitation　No.292

2023 年 9 月 15 日発行（毎月 1 回 15 日発行）
定価は表紙に表示してあります．
Printed in Japan

© ZEN・NIHONBYOIN・SHUPPANKAI, 2023

発行者　　末　定　広　光
発行所　　株式会社　全日本病院出版会
〒 113-0033　東京都文京区本郷 3 丁目 16 番 4 号 7 階
　　　　　電話　（03）5689-5989　Fax　（03）5689-8030
　　　　　郵便振替口座 00160-9-58753

印刷・製本　三報社印刷株式会社　　　電話（03）3637-0005
広告取扱店　株式会社文京メディカル　電話（03）3817-8036